PRANJALI BAWANKAR

Inter-relação entre o stress e a periodontite

PRANJALI BAWANKAR

Inter-relação entre o stress e a periodontite

Informações bioquímicas

ScienciaScripts

Imprint

Any brand names and product names mentioned in this book are subject to trademark, brand or patent protection and are trademarks or registered trademarks of their respective holders. The use of brand names, product names, common names, trade names, product descriptions etc. even without a particular marking in this work is in no way to be construed to mean that such names may be regarded as unrestricted in respect of trademark and brand protection legislation and could thus be used by anyone.

Cover image: www.ingimage.com

This book is a translation from the original published under ISBN 978-620-7-64740-8.

Publisher:
Sciencia Scripts
is a trademark of
Dodo Books Indian Ocean Ltd. and OmniScriptum S.R.L publishing group

120 High Road, East Finchley, London, N2 9ED, United Kingdom
Str. Armeneasca 28/1, office 1, Chisinau MD-2012, Republic of Moldova, Europe
Printed at: see last page
ISBN: 978-620-7-66410-8

ÍNDICE

LISTA DE ABREVIATURAS

Sr. No.	Short Form	Full Form
1	CP	Chronic periodontitis
2	CS	Chronic stress
3	HPA	Hypothalamus-pituitary-adrenal axis
4	IFN-γ	Interferon-gamma
5	IL-1α	Interleukin-1 alpha
6	IL-1β	Interleukin-1 beta
7	IL	Interleukin
8	GCF	Gingival crevicular fluid
9	TNF-α	Tumor necrosis factor-alpha
10	PGE2	Prostaglandin E2
11	LPS	Lipopolysaccharides
12	IgG	Immunoglobulin
13	Bf	Bacteroides forsythus
14	Pg	Porphyromonas gingivalis
15	Aa	Actinobacillus actinomycetemcomitans
16	AP	Aggressive periodontitis
17	PDI	Periodntal disease index
18	PI	Plaque index
19	GI	Gingival index
20	PPD	Probing pocket depth
21	CAL	Clinical attachment level
22	BOP	Probing pocket depth
23	OHI-S	Oral hygiene index –simplified
24	ELISA	Enzyme-linked immunosorbent assay
25	OPG	Osteoprotegrin
26	MMP	Matrix metalloproteinase
27	CRP	C-reactive protein
28	GM-CSF	Granulocyte –macrophage colony stimulating factor
29	MIPs	Macrophage inflammatory proteins
30	TOS	Total oxidant status

Sr. No.	Short Form	Full Form
31	TAS	Total antioxidant status
32	LF	Lactoferrin
33	α-1-AT	Alpha 1 antitrypsin
34	α-2-MG	Alpha 2 macroglobulin
35	SRP	Scaling and root planning
36	GCF	Gingival crevicular fluid
37	SDS	Self-rating depression scale
38	EOP	Early onset periodontitis
39	SIg A	Secretory immunoglobulin A
40	RANTES	Regulated on activation, normal T cell expressed and secreted
41	PMN	Polymorphonuclear neutrophils

INTRODUÇÃO

A etiopatogénese da doença periodontal indica que a periodontite é uma doença multifatorial causada por periopatógenos em que o hospedeiro e os factores ambientais desempenham um papel importante. Os microrganismos desempenham um papel crucial como agentes etiológicos primários mas, por si só, parecem ser insuficientes para explicar a ocorrência ou a progressão da doença. O início e a progressão da doença periodontal são influenciados por várias doenças sistémicas, factores ambientais e stress psicológico que têm o potencial de alterar os tecidos periodontais e a resposta imunitária do hospedeiro. Isto resulta numa destruição mais grave das fibras de colagénio e de outros constituintes da matriz do ligamento periodontal e do osso alveolar à volta dos dentes, resultando na formação de bolsas periodontais, na perda do aparelho de fixação e, em última análise, na perda dos dentes.

Numerosos estudos epidemiológicos relataram factores de risco associados à periodontite. Em particular, estudos transversais revelaram uma correlação clara entre o curso progressivo de uma doença periodontal e o estado de stress psicossocial de um paciente.[1] O stress é definido como uma reação inespecífica do corpo a qualquer pedido de ajustamento ou adaptação, realizado de forma estereotipada com base em alterações bioquímicas idênticas.[2,3]

Há mais de 40 anos que se sabe que o stress é um fator predisponente importante no desenvolvimento de doenças periodontais necrosantes.[4] O stress psicossocial interage provavelmente com factores de estilo de vida, como o tabagismo, no início da doença periodontal[5]

Marcenes & Sheiham em 1992[6] encontraram associações entre o stress no trabalho e o estado periodontal. Os acontecimentos stressantes da vida têm sido relacionados com o grau de doença periodontal **(Green et al. 1986)**[7] **Belting & Gupta (1961)**[8] num estudo relataram que os indivíduos com doença psiquiátrica tinham mais doença periodontal do que os indivíduos com distúrbios não psiquiátricos.

Impacto do stress no periodonto

Foi observada uma relação bidirecional entre o stress e a inflamação. Estes processos envolvem interacções genéticas, neurais, endócrinas e imunitárias. Tanto estudos em animais como em humanos provaram que o stress afecta o sistema imunitário de várias formas. O stress aumenta as hormonas neuro-endócrinas, como os glucocorticóides e as catecolaminas. Através da ativação destas hormonas, o stress tem efeitos prejudiciais nas funções imunitárias, incluindo a redução das populações de linfócitos, a proliferação de linfócitos, a atividade das células assassinas naturais e a produção de anticorpos, bem como a reativação de infecções virais latentes.[9] O eixo límbico-hipotalâmico-pituitário-adrenal e o sistema nervoso simpático são as principais vias neurais activadas por factores de stress físicos (ou seja, agentes patogénicos ou toxinas) e psicológicos (ou seja, acontecimentos importantes da vida, abusos ou factores relacionados com o trabalho ou as relações).[10,11]

O stress crónico provoca um estado de inflamação crónica através da ativação de macrófagos, células dendríticas, microglia, adipócitos e endotélio, que segregam citocinas. Outros efeitos incluem a alteração do tráfico celular, alterações da citotoxicidade das células assassinas naturais e alterações no equilíbrio T-helper 1/T-helper 2, que podem contribuir para uma potencial fraca imunorresponsividade a microrganismos e vacinas, suscetibilidade a infecções, reativação de vírus latentes e atrasos na cicatrização de feridas.[12] Em caso de stress, pode haver ativação do sistema simpático-adrenal e do eixo límbico-hipotalâmico-pituitário-adrenal, podendo ambos estar envolvidos na produção do estado de inflamação crónica.[13]

Genco et al (1999)[14] verificaram um risco mais elevado de perda de inserção periodontal mais grave (odds ratio = 2,24) e de perda óssea alveolar (odds ratio = 1,91) entre os indivíduos com tensão financeira e um estilo de gestão inadequado, quando comparados com os indivíduos com baixos níveis de tensão financeira dentro do mesmo grupo de gestão, após ajustamento para a idade, sexo e consumo de tabaco.

Foi levantada a hipótese de o stress crónico e a depressão reduzirem a capacidade de resposta imunitária, resultando numa infeção mais patogénica e na destruição concomitante dos tecidos periodontais. As evidências também indicam que o stress crónico e a depressão podem mediar o risco e a progressão da periodontite através de alterações nos comportamentos relacionados com a saúde, como a higiene oral, o tabagismo e a dieta .[15,16] Embora o stress possa ter um impacto negativo em vários comportamentos relacionados com a saúde, incluindo a higiene oral,[17] existem fortes indícios de que o stress contribui para a fisiopatologia da periodontite.

Stress, Cortisol e Periodontite Crónica

O stress psicossocial ou as perturbações emocionais produzem uma redução transitória do fluxo salivar e alterações nos componentes salivares. A saliva, por sua vez, está relacionada com a formação da placa bacteriana, a deposição de cálculos e as actividades antibacterianas e proteolíticas, que podem progredir para a doença periodontal.

O cortisol actua como uma hormona anti-inflamatória e imunossupressora, inibindo a formação de linfócitos T e suprimindo a função das células natural killer (NK) ou dos macrófagos.[18] Para além destes efeitos, induz um aumento da concentração de glicose no sangue e influencia o metabolismo das gorduras.[19] Recentemente, sugeriu-se que o cortisol livre de saliva oferece vantagens em relação ao cortisol sérico.[20] No soro, o cortisol está 90-95% ligado a proteínas, cerca de 60% à transcortina e 30% à albumina. A transcortina liga-se ao cortisol com elevada afinidade mas baixa capacidade, enquanto a albumina tem uma baixa afinidade mas uma capacidade quase infinita para o cortisol.[21] Na saliva, o cortisol apresenta-se principalmente sob a forma livre. A sua concentração é aproximadamente dois terços do cortisol não ligado no soro e correlaciona-se bem com esta fração sérica. Cerca de 15% do cortisol salivar está ligado à transcortina. [21]

O cortisol apresenta variações circadianas. **Akerstedt T e Levi L, 1978**[22] referem que os níveis de cortisol plasmático são mais elevados no início da manhã e diminuem para o seu nível mais baixo ao fim da tarde, por vezes com um pequeno pico secundário após uma refeição a meio do dia. Há cada vez mais indícios de que a variação do cortisol na primeira hora após o despertar representa um fenómeno psicobiológico distinto, sujeito a mecanismos de controlo diferentes dos do cortisol durante o resto do dia.

 Papel da Interleucina-1β na periodontite crónica

As citocinas são pequenos polipéptidos com uma vasta gama de propriedades inflamatórias, metabólicas e imunomoduladoras. São fabricadas por macrófagos, linfócitos, monócitos, células dendríticas, linfócitos, neutrófilos, células endoteliais e fibroblastos. As citocinas são o meio de comunicação entre células imunes e não imunes[23] Os mediadores inflamatórios são importantes para a patogénese das doenças periodontais e podem ser utilizados como marcadores de diagnóstico. A interleucina (IL)-1 está presente em duas formas activas, IL-1α e IL 1β. Ambas são potentes moléculas pró-inflamatórias e são os principais componentes do fator de ativação dos osteoclastos. A interleucina (IL)-1 é produzida por macrófagos e células estromais da medula óssea, estimula a reabsorção óssea e participa em condições patológicas com perda óssea.[24] A interleucina-1β (IL-1 β), que é uma citocina pró-inflamatória vital, desempenha um papel importante na inflamação e na reabsorção óssea, pelo que se torna um parâmetro importante na investigação periodontal. A IL-1β é um mediador da resposta imunitária celular libertado como resultado da interação de componentes bacterianos, por exemplo, lipopolissacáridos, com receptores do tipo toll. Esta citocina aumenta o recrutamento de neutrófilos e a expressão de moléculas de adesão, além de provocar alterações vasculares. Quando produzida constantemente, pode resultar na destruição do tecido periodontal. [25]

A atividade biológica da IL-1β é extremamente diversificada, com destaque para a ativação de proteínas de fase aguda, prostaglandinas, outras citocinas, a indução da síntese de colagénio e colagenase e a reabsorção de cálcio no osso. [26] Além disso, foi registado um efeito estimulante na proliferação de linfócitos, uma inibição da síntese de interferão (IFN) e uma produção elevada de linfocinas de células T e de imunoglobulinas de células plasmáticas em células imunocompetentes.[27] Estes factores conduzem a uma atividade pró-inflamatória que regula e coordena o curso da resposta imunitária, mas que também pode dar origem a efeitos destrutivos em caso de reacções excessivas.

A libertação de IL-1β é desencadeada por numerosas substâncias, tais como linfocinas, outras citocinas, prostaglandina E2 (PGE2), factores do complemento e bactérias ou lipopolissacáridos (LPS).[28-30] Em particular, a libertação local de IL-1β estimulada por bactérias é de especial interesse na doença periodontal inflamatória, uma vez que as infecções envolvidas são induzidas por bactérias. Alguns estudos in vitro referem que a secreção de IL-1β pode ser estimulada pela ativação de fagócitos mononucleares com LPS. [31] Além disso, a IL-1β libertada pode estimular os fibroblastos gengivais a libertar quantidades substanciais de PGE2 e enzimas colagenolíticas. Além disso, foi registado um efeito desmineralizante no osso alveolar. [32]

Fumar e periodonto

O tabagismo é considerado um dos factores de risco ambientais mais importantes que está intimamente relacionado não só com o risco mas também com o prognóstico da periodontite. O tabagismo é o segundo fator de risco modificável mais forte para a doença periodontal, a seguir à placa dentária microbiana.[33] Os fumadores têm mais probabilidades de albergar uma maior prevalência de potenciais agentes patogénicos periodontais, tendo sido observada uma perda de inserção clínica e uma perda óssea significativamente mais elevadas nos fumadores.[34] O tabagismo prejudica muitos aspectos da imunidade adquirida e inata. Estudos sobre o mecanismo de como o tabagismo modifica a resposta do hospedeiro e acaba por resultar na progressão da destruição dos tecidos periodontais sugeriram que o tabagismo altera a função vascular, as actividades dos neutrófilos/monócitos, a expressão de moléculas de adesão, a produção de anticorpos e a libertação de citocinas e mediadores inflamatórios,[35] o que implica que os fagócitos podem ser as células-chave através das quais o efeito do tabagismo é mediado.

Estudos experimentais anteriores concluíram que o desejo de fumar aumenta após a exposição aguda ao stress em fumadores.[36,37] Por outro lado, pensa-se que a exposição crónica à nicotina aumenta os níveis subjectivos de stress e exacerba o humor deprimido ao induzir alterações nos sistemas de neurotransmissores e nas vias neurais implicadas na regulação do humor.[38] A comunicação bidirecional entre o eixo HPA e o sistema imunitário desempenha um papel fundamental na resposta a stressores crónicos e repetidos. O cortisol, que é um efector do eixo HPA, aumenta após a administração de nicotina e diminui em resposta à abstinência aguda do tabaco.[39] No contexto do stress crónico, os níveis de cortisol salivar são mais elevados em indivíduos deprimidos do que em indivíduos não deprimidos.[40] O efeito do stress crónico associado ao tabagismo na produção de cortisol salivar não é claro. Pensa-se que as citocinas pró-inflamatórias, incluindo a interleucina (IL)-1β, a interleucina (IL)-6 e o fator de necrose tumoral (TNF)-α, que aumentam durante a inflamação inicial, activam o eixo HPA. [41]

À luz dos factos acima referidos, o presente estudo foi concebido para investigar a associação do cortisol salivar e sérico e da Interleucina-1β em fumadores e não fumadores com periodontite crónica e o seu papel na patogénese da periodontite crónica.

AIM

O presente estudo teve como objetivo avaliar a associação entre stress, cortisol sérico e salivar e níveis de interleucina-1β em fumadores e não fumadores com periodontite crónica (PC).

A este objetivo estavam também associados os seguintes objectivos.

OBJECTIVOS

1. Avaliar e comparar os níveis de stress em fumadores e não fumadores com PC.

2. Avaliar e correlacionar os níveis de cortisol sérico e salivar em fumadores e não fumadores com PC

3. Avaliar e correlacionar os níveis séricos e salivares de interleucina-1β em fumadores e não fumadores com PC.

4. Correlacionar o stress com os níveis de cortisol e IL-1 β em fumadores e não fumadores com PC.

REVISÃO DA LITERATURA

A periodontite crónica, sendo a doença mais ubíqua, é caracterizada pela destruição do tecido conjuntivo e do suporte ósseo alveolar na sequência de uma resposta inflamatória do hospedeiro secundária à infeção por bactérias periodontais. Sabe-se também que tem influências ambientais como riscos associados, um dos quais é o stress psicossocial. Até à data, numerosos estudos provaram a associação direta entre o stress psicossocial e a doença periodontal crónica. No stress crónico, foi relatado que as hormonas do stress, por exemplo, o cortisol, estão elevadas tanto na saliva como no soro sanguíneo. Existe muita literatura disponível que demonstra que os níveis elevados de cortisol são um fator de risco em doentes com peridontite crónica. Também se verifica que as citocinas pró-inflamatórias, especialmente a IL-1β, estão constantemente associadas a doenças inflamatórias como a peridontite crónica. Para compreender a associação entre o stress, o cortisol e a interleucina 1β, é importante explorar a literatura relacionada.

Para uma melhor compreensão, a revisão da literatura foi dividida em três partes

A. Revisão de estudos sobre a associação entre stress, níveis de cortisol e periodontite crónica

B. Revisão dos estudos sobre a associação da IL-1β e a periodontite crónica.

C. Revisão dos estudos sobre a associação entre o tabagismo e a periodontite crónica

A) ESTUDOS QUE COMPROVAM A ASSOCIAÇÃO ENTRE O STRESS, O CORTISOL E AS DOENÇAS PERIODONTAIS

Moss ME et al. (1996)[42] exploraram a associação entre os factores sociais e a periodontite do adulto, comparando a informação auto-relatada sobre as tensões diárias e os sintomas de depressão em 71 casos e 77 controlos. Examinaram os anticorpos séricos, para três agentes patogénicos periodontais (Bacteroides forsythus [IgG Bf], Porphyromonas gingivalis [IgG Pg], Actinobacillus actinomycetemcomitans [IgG Aa]), e avaliaram a interação entre os níveis de anticorpos e uma pontuação de Depressão derivada do Brief Symptom Inventory. Verificou-se que tanto o IgG Pg como o IgG Aa estavam fortemente associados ao estado do caso. O IgG Bf foi associado à doença periodontal, mas apenas entre os indivíduos que tinham pontuações mais elevadas para a depressão. O estatuto de fumador foi associado ao estatuto de caso. Avaliaram estes resultados prospectivamente, examinando os factores associados a uma doença mais extensa entre os 71 indivíduos com casos após 1 ano de acompanhamento. Verificaram que o estatuto de fumador na linha de base e a IgG Bf entre os indivíduos com pontuação elevada na depressão na linha de base estavam associados a uma doença mais extensa. Esta análise exploratória serviu para identificar linhas específicas de investigação relativamente às medidas psicossociais como factores ambientais importantes na periodontite do adulto.

Genco RJ (1999)[14], num estudo transversal de 1426 indivíduos, avaliou a associação entre o stress, a angústia e o comportamento de lidar com a doença periodontal. Foi-lhes pedido que preenchessem um conjunto de 5 questionários psicossociais que mediam as características e atitudes psicológicas, incluindo acontecimentos de vida discretos e o seu impacto; stress crónico ou tensões diárias; angústia; estilos e estratégias de lidar com a situação; e problemas e dificuldades. Foi efectuada uma avaliação clínica da placa supragengival, da hemorragia gengival, do cálculo subgengival, da profundidade de sondagem, do nível de inserção clínica (NIC) e da altura radiográfica da crista alveolar (ACH), e foram medidos 8 agentes patogénicos bacterianos putativos da flora subgengival. A análise de regressão logística indicou que, de todas as tensões diárias investigadas, apenas a tensão financeira foi significativamente associada a uma maior ligação e perda óssea alveolar (odds ratio,

OR = 1,70, 95% CI = 1,09 a 2,65 e OR = 1,68, 95% CI = 1,20 a 2,37, respetivamente) após o ajuste para a idade, sexo e consumo de cigarros. Quando se avaliaram os comportamentos de coping, verificou-se que aqueles com maior tensão financeira que eram copers altamente focados na emoção (uma forma de coping inadequado) tinham um risco mais elevado de ter uma perda de inserção mais grave (OR = 2,24, IC 95% = 1,15 a 4,38) e perda óssea alveolar (OR = 1,91, IC 95% = 1,15 a 3,17) do que aqueles com baixos níveis de tensão financeira dentro do mesmo grupo de coping, após ajustamento para a idade, sexo e consumo de tabaco. Foram encontrados resultados semelhantes entre os indivíduos com baixos níveis de stress financeiro para AL (OR = 2,21, IC 95% = 1,11 a 4,38) e ACH (OR = 2,12, IC 95% = 1,28 a 3,51). No entanto, os indivíduos com níveis elevados de tensão financeira que relataram níveis elevados de coping baseado em problemas (considerado coping adequado ou bom) não tinham mais doença periodontal do que aqueles com níveis baixos de tensão financeira, sugerindo que os efeitos do stress na doença periodontal podem ser moderados por comportamentos de coping adequados. Concluíram que as medidas psicossociais de stress associadas à tensão financeira e à angústia manifestada como depressão são indicadores de risco significativos para uma doença periodontal mais grave em adultos num modelo ajustado à idade em que o sexo (masculino), o tabagismo, a diabetes mellitus, o B. forsythus e o P. gingivalis são também indicadores de risco significativos.

Johannsen A et al (2005)[43] realizaram um estudo para investigar a influência da ansiedade medida por uma única pergunta na inflamação gengival e na doença periodontal em não fumadores e fumadores. Incluíram 144 indivíduos com idades compreendidas entre os 30 e os 40 anos, com doença periodontal não tratada, divididos num grupo de periodontite agressiva (PA) e num grupo de periodontite crónica (PC) e 26 controlos saudáveis. Após o exame clínico, os indivíduos responderam a uma pergunta simples sobre a ansiedade na vida quotidiana, bem como sobre os hábitos tabágicos. Os resultados deste estudo sugeriram que a ansiedade auto-relatada estava associada a um efeito adverso na gengiva e que a ansiedade parecia estar associada a uma maior gravidade da doença periodontal nos fumadores. Neste estudo, foi relatada uma associação entre o tabagismo, a ansiedade e a doença periodontal e foi referida a possibilidade de a ansiedade e o stress afectarem negativamente a resposta imunitária e, por conseguinte, reduzirem a resistência à doença periodontal.

Hilgert et al.(2006)[44] realizaram um estudo transversal em que avaliaram a extensão e a gravidade da periodontite crónica e a sua associação com os níveis de cortisol e as pontuações de um inventário de sintomas de stress numa população com 50 anos ou mais. Foi pedido a 235 indivíduos que respondessem ao Inventário de Sintomas de Stress de Lipp para adultos, foram recolhidas três amostras de saliva para análise do cortisol e foram examinados para avaliação da periodontite. Com base na regressão logística, os níveis de cortisol foram positivamente associados aos seguintes resultados: média do nível de inserção clínica (NIC) >= 4 mm [OR =5,1, IC95% (1,2, 20,7)]; 30% dos locais com NIC >= 5 mm [OR = 6,9, IC95% (1,7, 27,1)]; e 26% dos locais com profundidade de sondagem >= 4 mm [OR = 10,7, IC95% (1,9, 54,1)] . Os resultados sugeriram que os níveis de cortisol foram positivamente associados com a extensão e severidade da periodontite.

Rosania et al em (2009)[45] realizaram um estudo piloto transversal para explorar as associações entre factores psicológicos, marcadores de doença periodontal, variáveis psiconeuroimunológicas e comportamento. Este estudo incluiu 45 pacientes periodontais a quem foi pedido que completassem perguntas compostas sobre saúde, stress crónico, depressão e questões demográficas, e o cortisol salivar foi medido por radioimunoensaio. Stress, depressão e cortisol salivar correlacionam-se significativamente com a gravidade da periodontite e o número de dentes perdidos, quando se controla a idade, a história familiar e a frequência de escovagem. Além disso, os pacientes que relataram negligenciar os seus cuidados orais durante períodos de stress ou depressão exibiram a maior perda de inserção clínica e o maior número de dentes em falta. Assim, concluíram que o stress e a depressão podem estar associados à destruição periodontal através de mecanismos comportamentais e fisiológicos.

Ansai T et al. (2009)[46] investigaram as associações entre os níveis de cortisol salivar e dehidroepiandrosterona (DHEA) e a periodontite em indivíduos idosos que nunca fumaram e fumadores em 171 indivíduos. Encontraram uma associação significativa entre as hormonas esteróides salivares cortisol e DHEA e a gravidade da periodontite em idosos que vivem na comunidade e que nunca fumaram.   Afirmaram que a avaliação dos níveis hormonais pode ser um método de rastreio útil para a periodontite, embora limitado a indivíduos que nunca fumaram.

Goyal S et al. (2011)[47] exploraram o papel do stress psicossocial que influencia o periodonto com a utilização de dados de um questionário e do nível de cortisol sérico. 47 indivíduos foram divididos em grupo com periodontite crónica e grupo com stress. O seu nível de stress foi avaliado utilizando um método de questionário padrão (escala de avaliação do reajustamento social). Foram também medidos o índice de placa (IP), o índice gengival (IG), o índice de doença periodontal (IDP) e o nível de cortisol sérico. O coeficiente de correlação de Spearman e o teste "t" não pareado revelaram uma forte correlação entre o cortisol e o PDI; e o cortisol e o PI e entre o stress, o cortisol, o PI, o GI e o PDI. Foi também encontrada uma correlação estatisticamente significativa entre o cortisol e o tabagismo.

Rai B et al. (2011)[48] num estudo piloto exploraram as associações entre a doença periodontal, os factores psicológicos e os marcadores salivares de stress, as variáveis psiconeuroimunológicas e os comportamentos de saúde. Analisaram as pontuações de stress e os marcadores salivares de stress cromogranina A, cortisol, alfa-amilase e beta-endorfina, que se correlacionaram significativamente com os parâmetros clínicos da doença periodontal em 100 pacientes adultos com periodontite. O cortisol salivar e a beta-endorfina foram significativamente associados à perda de dentes e aos parâmetros clínicos periodontais, após o ajuste para as variáveis de stress. Além disso, a maior perda de dentes foi observada nos pacientes que negligenciaram a escovagem dos dentes durante períodos de stress. Este estudo sugere que o stress pode estar associado à doença periodontal através de mecanismos fisiológicos e comportamentais.

Refulio Z et al. (2013)[49] num estudo transversal avaliaram a associação entre o stress, os níveis de cortisol salivar e a periodontite crónica em 70 pacientes não fumadores sistemicamente saudáveis. Foram recrutados para o estudo 25 homens e 45 mulheres com idades compreendidas entre os 30 e os 65 anos, dos quais 36 pacientes com periodontite crónica e 34 sem PC. Os níveis de stress e ansiedade foram avaliados pela escala de autoavaliação de depressão e ansiedade de Zung relativamente aos seus níveis de stress, depressão e ansiedade. As medições clínicas da profundidade da bolsa de sondagem, dos níveis de fixação clínica, da hemorragia à sondagem e da mobilidade dentária foram utilizadas para avaliar a gravidade da doença. Os níveis de cortisol salivar foram avaliados utilizando um imunoensaio de electroquimioluminescência altamente sensível. Os autores relataram que todos os pacientes com PC e um indivíduo periodontalmente saudável foram diagnosticados com depressão. Os doentes com PC moderada apresentavam níveis de SCL estatisticamente mais elevados do que os indivíduos com um diagnóstico de PC ligeira. Além disso, os indivíduos com PC grave apresentaram o mesmo resultado em comparação com os indivíduos com PC ligeira. Para além disso, 46 indivíduos apresentaram um SCL elevado, enquanto 24 tinham um nível normal. Verificou-se que a PC estava correlacionada com o SCL, com um OR de 4,14 (IC 95%, 1,43 a 12,01). Concluíram que os pacientes com níveis elevados de cortisol salivar e depressão podem apresentar um risco acrescido de PC.

Nayak SU et al (2013)[50] avaliaram o fluido crevicular gengival (GCF) e os níveis de cortisol salivar em 45 pacientes ansiosos e não ansiosos com periodontite crónica. Os pacientes foram divididos em 3 grupos - Grupo 1-Controlo, Grupo 2- Periodontite crónica sem ansiedade, Grupo 3-Periodontite crónica com ansiedade. O inventário de ansiedade Estado-Traço e a escala de avaliação da ansiedade de Hamilton foram utilizados para avaliar os níveis de ansiedade de todos os sujeitos. Foram registadas medidas clínicas como o índice de placa (IP), o índice gengival (IG), a profundidade da bolsa de sondagem (PPD) e o nível de fixação clínica (CAL). Foram recolhidas amostras de GCF e de saliva total não estimulada, e os níveis de cortisol foram determinados por ELISA. PI, GI, PPD e CAL foram mais elevados no Grupo 3. O nível de cortisol foi significativamente mais elevado no Grupo 3. A
Este estudo demonstrou uma possível ligação entre a periodontite crónica e a ansiedade e que o cortisol salivar e o GCF podem ser utilizados como potenciais marcadores da periodontite crónica.

Wong et al. (2014)[51] examinaram o efeito da abstinência aguda do tabaco nos níveis de cortisol em fumadores regulares e se as alterações induzidas pela abstinência nos níveis de cortisol estavam correlacionadas com vários sinais e sintomas da síndrome de abstinência do tabaco em 77 fumadores . Os pacientes assistiram a duas sessões contrabalançadas, uma após 12-20 h de abstinência e a outra após o consumo de tabaco ad lib. Em ambas as sessões, os níveis de cortisol salivar foram medidos em três momentos. Além disso, foi administrada uma bateria de questionários de auto-relato, avaliações fisiológicas e tarefas de desempenho cognitivo para medir sinais e sintomas de abstinência do tabaco. Observaram que os níveis de cortisol salivar eram significativamente mais baixos durante a sessão de abstinência em comparação com a sessão de não abstinência. Não foram encontradas associações significativas entre as alterações induzidas pela abstinência no cortisol e outras medidas de abstinência do tabaco.

Jaiswal R et al. (2016)[52] investigaram a associação entre o stress psicológico e os níveis de cortisol sérico em pacientes com periodontite crónica em 40 pacientes igualmente divididos em controlos saudáveis e pacientes stressados com periodontite crónica. Após o exame clínico (PPD, CAL, índice OHI-S), a estimativa do stress psicológico foi feita através de um questionário. O cortiol sérico foi estimado bioquimicamente utilizando o método de ensaio de imunoabsorção enzimática. Os níveis de OHI-S e de cortisol sérico de todos os indivíduos foram comparados utilizando o teste t de amostras independentes e foi observada uma diferença estatisticamente significativa nos níveis médios de OHI-S e de cortisol sérico entre os indivíduos saudáveis e os indivíduos com periodontite. Foi observada uma relação positiva entre o nível de cortisol sérico e a PPD, bem como entre o cortisol sérico e a CAL, o que implica que, com o aumento do cortisol sérico, a PPD e a CAL também aumentam. Inferiram que a avaliação de rotina do cortisol sérico pode ser um indicador de investigação razoável e valioso para excluir o stress em doentes com periodontite, uma vez que deve ser considerado como um fator de risco imperativo para a doença periodontal.

Rohini G et al (2015)[53] estimaram e compararam os níveis de cortisol sérico em doentes periodontais e indivíduos periodontalmente saudáveis em 45 indivíduos divididos em Grupo I - doentes com periodontite agressiva ($n = 15$), Grupo II - doentes com periodontite crónica ($n = 15$) e Grupo III - controlos saudáveis ($n = 15$). Foram recolhidas amostras de soro de cada um dos grupos e os níveis de cortisol foram determinados utilizando um kit de imunoensaio de cortisol. Os níveis de cortisol eram mais elevados no Grupo I em comparação com os outros grupos. Na comparação dos níveis médios de cortisol entre os grupos, os valores foram estatisticamente significativos entre o Grupo I e o Grupo III. O Grupo I apresentou uma correlação negativa significativa entre os níveis de cortisol e o IG.

Shende AS (2016)[54] realizou um estudo piloto para avaliar a relação entre o stress e a doença periodontal. Este estudo incluiu 50 indivíduos com periodontite crónica. Foram avaliados os parâmetros clínicos, incluindo o índice de placa (IP), a profundidade de sondagem (PD) e o nível de inserção clínica (CAL). A avaliação do stress baseou-se na escala de depressão e ansiedade de autoavaliação de Zung, cujos resultados foram correlacionados com os resultados periodontais. O número de indivíduos com depressão e ansiedade foi significativamente menor e a gravidade da depressão e da ansiedade foi ligeira. Os parâmetros clínicos (PI, PD, CAL) não mostraram diferenças significativas entre os indivíduos com diferentes níveis de stress. Não observaram qualquer significado estatístico para a contribuição do stress para a doença periodontal.

B) ESTUDOS SOBRE A ASSOCIAÇÃO DO FUMO, IL-1β E PERIODONTITE CRÓNICA

Gorska R, et al (2003)[55] avaliou a relação entre os parâmetros clínicos e as concentrações das principais citocinas (IL-1β, TNF-a, IL-2, IFN-g, IL-4,IL-10), importantes na iniciação e progressão das doenças periodontais, nos tecidos gengivais inflamados e em amostras de soro de pacientes com periodontite crónica grave. Vinte e cinco pacientes com periodontite crónica grave, com profundidades de sondagem (PD) >5 mm, e 25 pessoas periodontalmente saudáveis foram incluídos no estudo. Após exame clínico, foram colhidas biópsias de tecido gengival de um local ativo de cada doente e de indivíduos saudáveis, tendo sido colhidas amostras de sangue no dia da biópsia do tecido. As concentrações de citocinas foram determinadas por ELISA e foi analisada a relação entre os seus perfis in situ e em circulação com parâmetros clínicos. Verificaram que as concentrações de IL-1β, TNF-α, IL-2, IFN-γ eram significativamente mais elevadas nas amostras de soro e nas biópsias de tecido gengival da periodontite

do que em controlos saudáveis. No entanto, as amostras de soro de ambos os grupos mostraram uma elevada variabilidade individual dos perfis de citocinas, não tendo sido encontrada qualquer associação entre as concentrações de citocinas e os parâmetros clínicos da periodontite. Pelo contrário, os níveis de IL-4 e IL-10 em ambos os tipos de amostras obtidas de pacientes e controlos eram geralmente baixos ou mesmo indetectáveis, e permaneceram, em média, no mesmo nível. No entanto, a frequência de IL-4 e IL-10 era muito mais elevada nos tecidos gengivais saudáveis. As concentrações elevadas de TNF-α, IFN-γ e IL-2 e, especialmente, um rácio elevado de IL-1β/IL-10 e TNF-α/IL-4 encontrado em biópsias de tecidos de doentes com periodontite, correlacionaram-se fortemente com a gravidade da periodontite.

Miller CS et al (2006)[56] realizaram um estudo transversal para determinar se os biomarcadores salivares específicos para três aspectos da periodontite - inflamação, degradação do colagénio e renovação óssea - se correlacionam com as características clínicas da doença periodontal. Foi recolhida saliva expectorada inteira não estimulada de 57 adultos divididos em grupos de casos (com doença periodontal moderada a grave) e grupos de controlo (saudáveis). Após a recolha da saliva, foram registados os parâmetros clínicos periodontais, incluindo PPD, CAL e BOP. As concentrações dos biomarcadores salivares IL-1β, MMP-8 e osteoprotegrina (OPG) de cada indivíduo foram analisadas utilizando ensaios imunoenzimáticos (ELISA). Verificaram que os níveis médios de IL-1β e MMP-8 na saliva eram significativamente mais elevados nos indivíduos com casos do que nos controlos. Níveis salivares elevados de MMP-8 ou IL-1β aumentaram significativamente o risco de doença periodontal (rácios de probabilidades no intervalo 11,3-15,4). Os níveis salivares elevados combinados de MMP-8 e IL-1β aumentaram o risco de sofrer de doença periodontal 45 vezes, e as elevações nos três biomarcadores correlacionaram-se com parâmetros clínicos individuais indicativos de doença periodontal. Os autores inferiram que a IL-1β salivar pode ser um marcador sensível da inflamação periodontal e é mais fácil, não invasivo, rápido e não requer conhecimentos especiais em comparação com o GCF .

Tobon-Arroyave et al.(2008)[57] avaliaram a concentração da citocina pró-inflamatória IL-1β na saliva de pacientes periodontalmente doentes e saudáveis e a sua relação com o estado periodontal. Foram obtidas para o estudo amostras de saliva total não estimuladas de pacientes com periodontite crónica (n = 30), periodontite agressiva (n = 18) e controlos saudáveis (n = 18). O estado periodontal de cada indivíduo foi avaliado por critérios baseados na profundidade de sondagem, na perda de inserção clínica e na extensão/gravidade da degradação periodontal. Os níveis de IL-1β foram medidos em amostras de saliva com um ensaio de imunoabsorção enzimática (ELISA) de alta sensibilidade. Embora não tenha sido encontrada qualquer diferença significativa (P = 0,624) para os níveis salivares de IL-1β entre os grupos de periodontite, estes foram significativamente superiores (P < 0,01) aos detectados nos controlos saudáveis. Para além disso, a análise de correlação de Spearman mostrou correlações estatisticamente significativas (P < 0,01) entre os dados dos níveis salivares de IL-1β e as medições clínicas. Os achados do presente estudo reforçam a importância da saliva total como método de amostragem para fins imunológicos na doença periodontal e sugerem que a concentração elevada de IL-1β pode ser um dos componentes da resposta do hospedeiro associada às manifestações clínicas da doença periodontal.

Vahabi et al.(2011)[58] investigaram a possível correlação entre a interleucina-1β, a IL-6 e o fator de necrose tumoral-α como mediadores imunológicos e os parâmetros clínicos gengivais na periodontite crónica e agressiva. Após o registo dos parâmetros clínicos, foram cultivados espécimes de tecido gengival de 12 locais crónicos e 14 locais agressivos activos, colhidos de áreas interproximais durante as suas cirurgias periodontais de rotina. As citocinas presentes nos meios de cultura foram quantificadas através de um ensaio de imunoabsorção enzimática (ELISA). Não foram encontradas diferenças significativas entre as concentrações das três citocinas na periodontite agressiva e crónica. Não se registaram correlações entre as concentrações de citocinas e os parâmetros clínicos. Verificaram-se correlações estatísticas directas entre a IL-6 e o TNF-α em ambos os tipos de periodontite (p<0,05) e correlações estatísticas directas entre a IL-1β e o TNF-α apenas na periodontite crónica (p<0,05). Não foi observada diferença significativa entre os grupos crónico e agressivo quanto às concentrações de citocinas.

Williamson et al. (2012)[59] compararam vários biomarcadores (27 citocinas), incluindo IL-1β, agonista do recetor de IL-1, IL-2, IL-4, IL-5, IL-6, IL-7, IL-8, IL-9, IL-10, IL-12, IL-13, IL-17, eotaxina, hormona de crescimento de fibroblastos básicos, fator estimulador de colónias de crescimento, fator estimulador de colónias de granulócitos-macrófagos (GM-CSF), interferão (IFN)-γ, proteína induzível por interferão 10, MCP-1, proteínas inflamatórias de macrófagos (MIPs)-1α, MIP-1β, factores de crescimento derivados de plaquetas BB, TNF-α e fator de crescimento endotelial vascular na saliva de adultos saudáveis em amostras de plasma, amostras de saliva de baba passiva e amostras de saliva de papel de filtro em 50 adultos saudáveis. Foram obtidos dados demográficos e três amostras de cada indivíduo: saliva colhida em papel de filtro durante 1 minuto, saliva colhida por baba passiva durante 30 segundos e sangue venoso (3 ml) colhido por punção venosa. As citocinas foram analisadas utilizando a tecnologia de matriz de suspensão multiplex da Bio-Rad. Para a análise dos dados, foram utilizadas estatísticas descritivas e correlações entre pares. As correlações mais consistentes e mais elevadas foram registadas entre a baba passiva e as amostras de saliva em papel de filtro, embora as relações dependessem do biomarcador específico. As correlações não eram suficientemente robustas para apoiar a substituição de um método de recolha por outro. Registou-se pouca correlação entre as amostras de plasma e de saliva de baba passiva.

Toker H (2012)[60] avaliou o impacto do tabagismo na relação entre a interleucina-1 (IL-1β) e a oxidação em pacientes com periodontite e a resposta à terapia periodontal não cirúrgica. 30 pacientes com periodontite crónica generalizada (15 fumadores e 15 não fumadores) e 10 controlos periodontalmente saudáveis foram avaliados para este estudo. O nível de IL-1β, o estado oxidante total (TOS) e o estado antioxidante total (TAS) foram registados no FGC. O PPD, CAL, GI e PI e a hemorragia à sondagem também foram medidos. O GCF e os parâmetros clínicos foram registados na linha de base e 6 semanas após o tratamento periodontal. O estudo mostrou uma melhoria estatisticamente significativa dos parâmetros clínicos, tanto em fumadores como em não fumadores, após o tratamento periodontal. Além disso, os níveis basais de IL-1β foram significativamente mais elevados nos fumadores em comparação com os não fumadores (p <0,05). Após o tratamento periodontal, os níveis de IL-1β foram significativamente reduzidos tanto nos fumadores como nos não fumadores (p < 0,05). Não houve diferenças significativas no TOS e TAS entre os pacientes com periodontite e os controlos saudáveis no início e 6 semanas após o tratamento periodontal. O nível de IL-1β no fluido crevicular gengival foi positivamente correlacionado com o TOS tanto em fumadores como em não fumadores. Os resultados confirmam que a terapia periodontal tem um efeito nos níveis de IL-1β no fluido crevicular gengival, mas não no TOS e TAS.

Ghurabi BH (2013)[61] estudou o perfil de citocinas séricas em indivíduos com periodontite crónica e a influência do consumo de cigarros nos níveis séricos de citocinas. Foram incluídos neste estudo 60 indivíduos com periodontite crónica divididos igualmente em 30 fumadores e 30 não fumadores e 30 indivíduos de controlo saudáveis. As amostras de soro foram separadas do sangue total de todos os pacientes. Os níveis de citocinas foram determinados por um ensaio de imunoabsorção enzimática. O estudo mostrou uma elevação estatisticamente significativa dos níveis de IL-1β, IL-8 e IL-17 nos doentes com periodontite crónica em comparação com os controlos saudáveis. Concluíram que os níveis séricos de IL-1β, IL-8 e IL-17 reflectem a atividade de destruição periodontal e que o aumento da produção destas citocinas inflamatórias (IL-1β e IL-17) e da quimiocina (IL-8) na presença do tabaco pode ter consequências clínicas. Este estudo confirmou que fumar agrava a periodontite.

Mousavijazi M et al., (2013)[62] investigaram a associação entre o stress psicológico e a elevação dos mediadores inflamatórios relacionados com a doença periodontal em 25 pacientes com periodontite crónica e 25 pacientes com periodontite agressiva. Foram também seleccionados aleatoriamente 25 indivíduos saudáveis sem qualquer evidência de doença periodontal como grupo de controlo. Analisaram a IL-6 e a IL-1β do fluido crevicular gengival. O questionário de stress de Kettle também foi utilizado para determinar a gravidade do stress. Observaram que a IL-1β era significativamente mais elevada, mas a IL-6 era apenas ligeiramente mais elevada. A mediana da pontuação do stress era mais elevada na periodontite agressiva do que na doença crónica e também nos dois grupos de doença periodontal do que nos indivíduos saudáveis. Entre os parâmetros clínicos, a CAL e a PPD estavam positivamente correlacionadas com o nível de IL-1β do GCF. Verificaram-se fortes relações positivas entre a gravidade do stress e a periodontite agressiva e crónica; no entanto, o stress não influenciou o conteúdo de IL-6 no GCF. Concluíram que o stress psicológico tem um papel fundamental na estimulação de processos inflamatórios através do aumento de IL-1β na periodontite agressiva e crónica.

Gaphor et al., (2014)[63] testaram a hipótese de que existe alguma relação entre os níveis salivares de IL1 β e os achados clínicos em fumadores e não fumadores e para avaliar a utilidade da IL-1β para o diagnóstico da gravidade periodontal. A amostra foi constituída por 80 voluntários do sexo masculino (40 fumadores e 40 não fumadores), com idades compreendidas entre os 25 e os 40 anos. A condição periodontal foi avaliada através do índice de placa, índice de hemorragia e nível de inserção clínica e perda óssea. O ensaio de IL-1β foi efectuado por ELISA. O valor médio do índice de placa bacteriana foi significativamente mais elevado nos grupos com periodontite não fumadores e fumadores (1,72 e 1,87, respetivamente) do que nos grupos saudáveis não fumadores e fumadores (0,44 e 0,64, respetivamente) (P=0,000). O valor médio da hemorragia à sondagem foi significativamente mais elevado nos grupos com periodontite de não fumadores e fumadores (0,22 e 0,06, respetivamente) do que nos grupos saudáveis de não fumadores e fumadores (0,04 e 0,01, respetivamente) (P=0,000). O valor médio de IL-1β foi significativamente mais elevado entre os fumadores e não fumadores com periodontite (525,8 pg/ml, 357 pg/ml, respetivamente) do que no grupo de fumadores e não fumadores saudáveis (124 pg/ml, 81,5 pg/ml, respetivamente) (P=0,000). Os fumadores com periodontite apresentaram uma CAL significativamente mais elevada do que os não fumadores com periodontite (3,02 e 2,5, respetivamente) (valor de p ≤ 0,05). A perda óssea foi significativamente mais elevada nos fumadores com periodontite do que nos não fumadores com periodontite (2,6 e 2,14, respetivamente) (valor de p=0,04). A correlação entre IL-1β salivar e PI, BOP, CAL, perda óssea foi significativa (r=0,773, 0,335, 0,941, 0,939, respetivamente) (correlação <0,001). Concluíram que existe uma associação positiva entre as doenças periodontais e o tabagismo, a IL-1β salivar foi positivamente associada aos sinais clínicos da doença periodontal e parece servir como biomarcador da periodontite.

Kaushik R.et al, (2011)[64] realizaram um estudo para avaliar e comparar os níveis salivares de IL-1β em pacientes com periodontite crónica antes e depois da terapia periodontal de fase I e controlos periodontalmente saudáveis. Foram incluídos neste estudo 28 pacientes com periodontite crónica generalizada moderada a grave e 24 controlos com idade, raça e etnia semelhantes. Foram recolhidas amostras de saliva e os parâmetros clínicos registados foram a perda de inserção clínica (PIC), a profundidade de sondagem, a hemorragia à sondagem, o índice periodontal e o índice gengival. A avaliação clínica e a recolha de amostras foram repetidas 1 mês após a terapia periodontal de fase I em pacientes com periodontite. Os níveis de IL-1β foram avaliados através de um ensaio de imunoabsorção enzimática. Verificaram que os níveis médios de IL-1β em pacientes com periodontite na linha de base (1.312,75 pg/mL) eram significativamente mais elevados (P<0,0001; oito vezes) do que nos controlos (161,51 pg/mL). Embora o tratamento em pacientes com periodontite tenha resultado numa redução significativa dos níveis de IL-1β (média: 674,34 pg/mL; P = 0,001), estes permaneceram significativamente mais elevados (P < 0,0001; quatro vezes) do que os níveis de controlo. Encontraram correlações significativas entre os níveis de IL-1β e todos os parâmetros clínicos (P <0,01), exceto a percentagem de locais com AL clínica >2 mm (P >0,05). Os autores inferiram que os níveis de IL-1β aumentam na saliva de pacientes com periodontite crónica, diminuindo após a terapia de fase I, o que sugere uma associação estreita entre a IL-1β salivar e a periodontite.

Hussain e Ali (2014)[65] avaliaram os níveis de interleucina-1β (IL-1β) no GCF e no soro de pacientes com gengivite e periodontite crónica e exploraram se o efeito da IL-1 β se devia à sua produção local. 90 homens divididos em 50 com periodontite crónica (PC), 25 com gengivite e 15 com controlo saudável. Os doentes com periodontite crónica foram subdivididos em 2 subgrupos de acordo com a sua média de profundidade de bolsa: subgrupo I (PPD 4-6 mm) e subgrupo II (PPD≥ 6 mm). O volume do GCF recolhido foi determinado utilizando um Periotron. A concentração de interleucina -1β no fluido crevicular gengival e no soro foi quantificada por ELISA. Verificaram que a concentração média de interleucina 1β crevicular (pg/µl) era mais elevada no grupo com periodontite crónica (275,61±60,63) do que no grupo com gengivite (174,04±57,09) e no grupo de controlo (72,96 ±27,82). A concentração de IL-1β sérica (pg/µl) foi igual no grupo da periodontite crónica (193,74±88,14) e no grupo da gengivite (193,44±33,37), enquanto no grupo de controlo foi de (172,20±34,92). Além disso, todos os parâmetros clínicos foram mais elevados no subgrupo II do que no subgrupo I. A estatística descritiva para a concentração sérica e crevicular de IL-1β (pg/µl) foi elevada no subgrupo II em comparação com o subgrupo I. Foi encontrada uma diferença significativa elevada na concentração de IL-1β no FGC em comparação com a concentração sérica na periodontite crónica e no grupo de controlo entre os subgrupos, enquanto foi encontrada uma diferença significativa no grupo da gengivite. Os resultados do presente estudo indicaram que a concentração de IL-1β crevicular era mais elevada no grupo com periodontite crónica do que no grupo com gengivite e no grupo de controlo e pode ser considerada como um marcador de monitorização que fornece informações sobre a progressão da doença periodontal. O nível de IL-1β no soro foi muito baixo em comparação com o seu nível no FGC, esta diferença pode dever-se ao facto de a IL-1β ser produzida localmente e atuar no ambiente local.

C. ESTUDOS SOBRE A ASSOCIAÇÃO ENTRE O TABAGISMO E A PERIODONTITE CRÓNICA

Haffajee AD, Socransky SS (2001)[66] investigou e examinou as características clínicas da doença periodontal e os padrões de perda de inserção em 289 indivíduos adultos com periodontite que eram fumadores actuais, passados ou nunca fumaram. Foi utilizado um questionário para obter a história do tabagismo. Foram efectuadas medições da acumulação de placa bacteriana, gengivite evidente, hemorragia à sondagem, supuração, profundidade da bolsa à sondagem e nível de inserção à sondagem. Os indivíduos foram divididos, de acordo com a história de tabagismo, em nunca fumadores, fumadores passados e fumadores actuais e, para determinadas análises, em categorias de idade *<41*, 41-49, *>49*. Verificaram que os fumadores actuais apresentavam significativamente mais perdas de inserção, dentes em falta, bolsas mais profundas e menos locais com hemorragia à sondagem do que os fumadores passados ou nunca fumadores. Os fumadores actuais tinham uma maior perda de inserção do que os fumadores passados ou nunca fumadores, quer os indivíduos tivessem uma perda de inserção inicial ligeira, moderada ou grave. O aumento da idade e o estatuto de fumador foram significativamente relacionados, de forma independente, com o nível médio de inserção e o efeito destes parâmetros foi aditivo. O nível médio de inserção nos não fumadores *<41* anos e nos fumadores actuais *>49* anos foi de 2,49 e 4,10 mm, respetivamente. A regressão linear múltipla Stepwise indicou que a idade, os anos de maço e o facto de ser fumador atual estavam fortemente associados ao nível médio de inserção. Os perfis do nível de inserção na boca total indicaram que os fumadores tinham

mais perda de inserção do que os que nunca fumaram, particularmente nas zonas linguais maxilares e nos dentes anteriores inferiores, sugerindo a possibilidade de um efeito local do consumo de cigarros.

Persson L et al.(2001)[67] investigaram a influência do tabagismo nos níveis de elastase, lactoferrina (LF), α-1-antitripsina (α-1-AT) e α-2 macroglobulina (α-2-MG) do FGC na periodontite crónica em 15 fumadores e 17 não fumadores. A atividade da elastase foi medida com um substracto cromogénico de baixo peso molecular e a LF, α-1-AT e α-2-MG com ELISA. Verificaram que, no que diz respeito à lesão grave, os fumadores tinham uma concentração significativamente mais baixa de α-1-AT e α-2-MG do que os não fumadores. No que diz respeito às lesões moderadas, os fumadores tendiam a apresentar uma concentração mais baixa de α-2-MG, mas a diferença não foi estatisticamente significativa. Quando as lesões moderadas e graves foram comparadas, os fumadores não exibiram um aumento gradual com a gravidade da doença, em contraste com os não fumadores que apresentaram níveis significativamente aumentados de LF e α-2-MG em lesões graves em comparação com lesões moderadas. Assim, os autores propuseram um novo mecanismo de inibição da resposta inflamatória pelo tabagismo através da interferência nos inibidores da protease.

Hashim et al (2001)[68] efectuou um estudo de coorte prospetivo de longa duração em que examinou a perda de inserção periodontal em 914 jovens adultos, com base em histórias longitudinais de tabagismo aos 15, 18, 21 e 26 anos de idade. Determinaram que os fumadores tinham três vezes mais probabilidades de desenvolver um ou mais locais com perda de inserção de 4 mm ou mais. A prevalência de perda de inserção >4mm foi de 19,4%. Entre os que fumavam aos 15, 18, 21 e 26 anos, era de 33,6% e, após controlo do sexo, cuidados pessoais e visitas ao dentista, tinham quase três vezes mais probabilidades de ter um ou mais locais com perda de inserção >4 mm. Estes investigadores concluíram que a exposição crónica ao tabaco era um forte preditor da prevalência da doença periodontal em jovens adultos.

Kamma JJ et al.(2004)[69] realizaram um estudo transversal para avaliar a influência do consumo de cigarros nos níveis de fluido crevicular gengival (GCF) de interleucina (IL)-1β, IL-4,IL-6 e IL-8 em doentes com periodontite agressiva ou de início precoce (EOP) e em controlos saudáveis (H), sendo o stress psicossocial considerado como fator modificador. 65 EOP e 35 indivíduos periodontalmente saudáveis foram entrevistados sobre os seus hábitos tabágicos e os seus eventos sociais stressantes. O exame clínico incluiu a avaliação do índice de placa (IP), hemorragia à sondagem (BOP), nível de inserção clínica (CAL) e profundidade da bolsa de sondagem (PPD). O GCF foi recolhido utilizando tiras durapore, de quatro locais por paciente, seleccionados aleatoriamente em cada quadrante. As quantidades totais de IL-1β, IL-4, IL-6 e IL-8 foram medidas num total de 400 amostras utilizando ELISA. Verificaram que todos os parâmetros clínicos eram significativamente mais elevados no grupo EOP em comparação com o grupo H. Não se verificaram diferenças significativas entre os fumadores de EOP e os não fumadores de EOP no que diz respeito à acumulação de placa, CAL e PPD dos locais de amostragem, ao passo que a CAL média e a PPD dos locais doentes eram maiores nos fumadores de EOP do que nos não fumadores de EOP. Além disso, os fumadores de EOP pareciam ter significativamente menos BOP e maior perda óssea em comparação com os não fumadores de EOP. As interacções significativas entre "EOP" e "tabagismo" estavam presentes para as quantidades totais de IL-1β e IL-4. A IL-1β, a IL-6 e a IL-8 apresentaram efeitos principais significativos nos fumadores saudáveis e nos não fumadores saudáveis, respetivamente. Concluíram que o tabagismo influencia factores relacionados com o hospedeiro, incluindo a rede de citocinas.

Badrick E, 2007[70] efectuou um estudo transversal para avaliar a relação entre o estatuto de fumador e o cortisol salivar. A população do estudo era constituída por 3103 homens (1514 nunca fumadores, 1278 ex-fumadores e 311 fumadores) e 1128 mulheres (674 nunca fumadoras, 347 ex-fumadoras e 107 fumadoras). O estado de fumador, o número médio de cigarros fumados e outras covariáveis foram documentados. Foram recolhidas amostras de saliva e os níveis de cortisol salivar foram medidos utilizando um imunoensaio comercial com deteção por quimioluminescência. Observaram que a condição de fumador estava significativamente associada ao aumento da libertação de cortisol salivar ao longo do dia (P <0,001), o que era evidente para a resposta ao despertar do cortisol (P <0,001) quando examinada separadamente. Em comparação com os que nunca fumaram,

Os fumadores apresentaram uma maior libertação de cortisol total (P = 0,002), enquanto não foi observada qualquer diferença entre os que nunca fumaram e os ex-fumadores (P = 0,594): Não houve uma relação significativa entre o número de cigarros fumados e a libertação total de cortisol. No entanto, foi observada uma diferença na resposta ao despertar do cortisol: libertação média por tercis de cigarros fumados (nanomoles por litro): alta, 13,49; média, 9,58; baixa, 8,49.

Gautam DK et al (2011)[71] realizaram um estudo transversal para avaliar o estado de saúde periodontal entre fumadores e não fumadores de cigarros e medidas de higiene oral. 400 pacientes do sexo masculino foram divididos em fumadores e não fumadores. A pontuação do CPI foi registada e os pacientes responderam a um questionário que incluía perguntas sobre hábitos de higiene oral e hábitos tabágicos. Os resultados do presente estudo mostraram que os fumadores com doença periodontal tinham menos inflamação clínica, hemorragia gengival e bolsas periodontais mais profundas quando comparados com os não fumadores. Este estudo provou que o tabagismo é um dos principais factores ambientais associados à destruição periodontal acelerada.

Tymkiw KD et al. (2011)[34] realizaram um estudo para comparar a expressão de 22 quimiocinas e citocinas no fluido crevicular gengival (GCF) de 20 fumadores e 20 não fumadores com periodontite e 12 indivíduos de controlo periodontalmente saudáveis. As amostras de GCF foram recolhidas e as citocinas analisadas utilizando um imunoensaio comercial baseado em esferas fluorescentes multiplexadas. Em comparação com os indivíduos de controlo saudáveis, o FGC dos indivíduos com periodontite crónica continha quantidades significativamente mais elevadas de IL-1α, IL-1β, IL-6, IL-12 (p40) (citocinas pró-inflamatórias); IL-8, MCP-1, MIP-1α, RANTES (quimiocinas); IL-2, IFN-γ, IL-3, IL-4 (citocinas Th1/Th2); IL-15 (regulador das células T e das células NK). Os fumadores apresentaram quantidades reduzidas de citocinas pró-inflamatórias (IL-1α, IL-6, IL-12 (p40)), quimiocinas (IL-8, MCP-1, MIP-1, RANTES) e reguladores de células T e células NK (IL-7, IL-15). Os indivíduos com periodontite apresentavam perfis de citocinas e quimiocinas significativamente elevados. Os fumadores apresentaram uma diminuição de várias citocinas e quimiocinas pró-inflamatórias e de certos reguladores das células T e das células NK. Assim, demonstraram efeitos imunossupressores do tabaco que podem contribuir para uma maior suscetibilidade à periodontite.

Suzuki et al. (2016)[37] investigaram as relações entre os biomarcadores de stress salivar, o consumo de cigarros e os estados de humor. Um total de 49 estudantes de odontologia saudáveis do sexto ano foi a população do estudo e a exposição ao tabagismo ao longo da vida foi calculada usando o índice de Brinkman (BI). Amostras de saliva em repouso foram coletadas e as concentrações de cortisol, imunoglobulina A secretora (SIgA), interleucina (IL) -1β, interleucina-6 e fator de necrose tumoral (TNF) -α foram determinadas. Os estados de humor (tensão-ansiedade, depressão-dejeção, raiva-hostilidade, fadiga, confusão e vigor) durante a semana anterior foram avaliados utilizando o Profile of Mood States - Brief Japanese Version. Os níveis salivares de IL-1β foram significativamente mais elevados nos fumadores do que nos não fumadores (P = 0,044), independentemente do BI ou do estado de humor. Foram observadas pontuações de fadiga mais elevadas e pontuações de vigor mais baixas nos fumadores. Concluíram que a IL-1β tem uma forte associação com o estado de fumador.

Kolte et al.[72] realizaram um estudo transversal que examinou a relação entre o stress psicológico e a obesidade e a doença periodontal em fumadores e não fumadores. Este estudo incluiu 90 pacientes divididos entre fumadores e não fumadores com periodontite crónica e controlos saudáveis. Foram registados dados socioeconómicos, medidas psico-sociais, parâmetros físicos e achados clínicos de PPD, CAL, PI e GI. A comparação intra-grupo de PPD e CAL nos três níveis de ansiedade (ligeira, moderada e grave) mostrou um aumento da destruição periodontal com um aumento dos níveis de ansiedade, sendo os resultados estatisticamente muito significativos para as diferenças de PPD nos fumadores (P < 0,0001). A média de PPD e CAL nos grupos de fumadores e não fumadores em pacientes obesos foi mais elevada em comparação com pacientes não obesos e as diferenças foram muito significativas. Os resultados deste estudo indicaram uma correlação positiva e forte entre ansiedade, obesidade e doença periodontal em fumadores e não fumadores e confirmaram que fumar atenua ainda mais esta associação.

MATERIAIS E MÉTODOS

O presente estudo foi realizado para avaliar os níveis de stress, de cortisol sérico e salivar e de interleucina-1β na periodontite crónica em doentes fumadores e não fumadores e em controlos saudáveis, utilizando o ensaio de imunoabsorção enzimática (ELISA) e para correlacionar as concentrações com os níveis de stress e os parâmetros clínicos.

Sujeitos do estudo:

Um número total de 75 pacientes com mais de 30 anos de idade que visitaram o Departamento de Periodontologia da Faculdade de Medicina Dentária e Centro de Investigação VSPM, Nagpur, foram recrutados para este estudo. O desenho do estudo foi revisto e aprovado pelo Comité de Ética Institucional e está de acordo com a Declaração de Helsínquia. Antes do início do estudo, foi obtido um consentimento informado de todos os pacientes que concordaram voluntariamente em participar no estudo.

Grupos de estudo

Foi registada uma anamnese completa dos doentes seleccionados, incluindo o exame clínico e radiográfico. O consumo de cigarros foi determinado através de um questionário verbal. Os fumadores foram incluídos se fumassem regularmente 10 cigarros/dia, e os não fumadores foram caracterizados como não tendo fumado cigarros durante a sua vida. O exame intra-oral foi realizado por um único examinador e incluiu a profundidade da bolsa de sondagem (PPD), o nível de inserção clínica (CAL), o índice de placa (PI) [Silness e Loe 1964], o índice gengival (GI) [Loe e Silness, 1963], o índice de hemorragia papilar (PBI) [Muhlemann H.R. 1977]. Os pacientes foram depois categorizados em 3 grupos de 25 indivíduos em cada um, dependendo dos hábitos tabágicos e da presença de doença periodontal crónica.

Um total de 75 pacientes foram agrupados da seguinte forma

Grupo I: 25 pacientes saudáveis sem quaisquer sinais de doença periodontal.

Grupo II: 25 fumadores com periodontite crónica moderada a grave não tratada.

Grupo III: 25 não fumadores com periodontite crónica moderada a grave não tratada.

Critérios de inclusão

Grupo I

a) Os pacientes periodontalmente saudáveis, sem sinais de doença periodontal, foram considerados como controlos saudáveis.

b) Doentes sem historial de tabagismo.

Grupo II

a) Fumadores actuais com periodontite crónica moderada a grave não tratada, avaliada pelo achado clínico de PPD $\geq$ 5 mm e CAL $\geq$5mm. ($\geq$30% dos dentes afectados) e com evidência radiográfica de perda óssea.

b) Doentes com história de tabagismo de pelo menos 10 cigarros por dia nos últimos 3 anos

Grupo III

a) Não **fumadores** com periodontite crónica moderada a grave não tratada, avaliada pelo achado clínico de PPD $\geq$ 5mm e CAL$\geq$5mm. ($\geq$30% dos dentes afectados) e com evidência radiográfica de perda óssea.

b) Doentes sem história de tabagismo.

Os machos e as fêmeas foram seleccionados aleatoriamente em cada grupo.

Critérios de exclusão

1. Doentes com perturbações psiquiátricas ou medicamentos psicóticos declarados pelo próprio.

2. Doentes com qualquer doença sistémica.

3. Mulheres grávidas, pós-menopáusicas ou lactantes.

4. Pacientes com história de antibiótico, esteroide ou qualquer outra ingestão quimioterápica ou terapia imunossupressora dentro de 6 semanas.

5. Pacientes que tenham sido submetidos a qualquer tipo de terapia periodontal ou profilaxia oral nos últimos 6 meses.

6. Doentes com doença aguda.

Armamentário

Para a avaliação dos parâmetros clínicos e para a colheita de sangue foi utilizado o seguinte material e armamento

Para examinar o doente:

1. Espelho bucal

2. Explorador

3. Sonda periodontal UNC -15 (Hu-Freidy).

4. Pinça

5. Bandeja de rins

6. Luvas descartáveis

7. Máscara facial descartável

8. Campos cirúrgicos

9. Rolos de algodão

10. Esfigmomanómetro e estetoscópio.

Para extração de sangue e recolha de saliva

1. Espírito

2. Algodão esterilizado

3. Seringa e agulha descartáveis (2 ml de utilização única)

4. Frascos de plástico simples

5. Torniquete

6. Tubos eppendorf esterilizados (1,5 ml)

Avaliação dos parâmetros periodontais e clínicos

1. Profundidade da bolsa de sondagem (PPD)

Foi medida até ao milímetro superior mais próximo utilizando a sonda periodontal Hu Friedy UNC-15 em 6 locais de todos os dentes presentes (distobucal, bucal, mesiobucal, distolingual, lingual, mesiolingual). A PPD foi medida como a distância entre a crista da gengiva marginal e a profundidade da bolsa periodontal ou sulco gengival. Os pacientes foram considerados saudáveis se apresentassem uma profundidade de sondagem ≤ 3 mm e não houvesse perda de inserção clínica. Os pacientes foram diagnosticados com periodontite crónica se apresentassem PPD ≥ 5 mm e níveis de inserção clínica de ≥ 5 mm em vários locais.

2. Nível de vinculação clínica (CAL)

Foi medida com a sonda periodontal Hu Friedy UNC-15 em 4 locais (distal, vestibular, mesial, lingual/palatal) desde a junção cemento-esmalte (JCE) até à base da bolsa periodontal de todos os dentes presentes. Este valor foi calculado medindo a distância da junção cemento-esmalte até à margem gengival e subtraindo este valor da medição da profundidade de sondagem. Os pacientes foram considerados saudáveis se não apresentassem qualquer perda de inserção clínica. Os pacientes foram diagnosticados com periodontite crónica se apresentassem um nível de inserção clínica ≥ 3 mm em vários locais.

3. Índice de placa (IP): (Silness e Loe, 1964)

O IP foi examinado nas unidades de pontuação dos dentes: superfícies distofacial, facial, mesiofacial e lingual. Foram utilizados um espelho bucal e um explorador dentário para avaliar o índice de placa bacteriana.

Os critérios de pontuação foram os seguintes

PONTUAÇÃO	CRITÉRIOS
0	Sem placa na zona gengival
1	Uma película de placa bacteriana aderente à margem gengival livre e à área adjacente do dente. A placa foi reconhecida apenas através da passagem de uma sonda pela superfície do dente
2	Acumulação moderada de depósitos moles dentro da bolsa gengival e na margem gengival e/ou superfície dentária adjacente, que podem ser vistos a olho nu.
3	Abundância de matéria mole na bolsa gengival e/ou na margem gengival e na superfície dentária adjacente

Foi obtido um índice de placa por pessoa somando todas as pontuações de placa e dividindo pelo número de superfícies examinadas.

Índice de placa (PI) = Pontuação total da placa

Número de superfícies examinadas

A seguinte escala nominal sugerida foi utilizada para a avaliação dos doentes.

Pontuações	Classificação
0	Excelente
0.1-0.9	Bom
1.0- 1.9	Justo
2.0- 3.0	Pobres

4. Índice gengival (IG): (Loe e Silness, 1963)

Trata-se de um sistema de avaliação da gravidade da gengivite em quatro áreas possíveis. Os tecidos que rodeiam cada dente foram divididos em quatro unidades de pontuação gengival: a papila distofacial, a margem facial, a papila mesiofacial e toda a margem gengival lingual. Foi utilizada uma sonda periodontal romba (UNC 15) para avaliar o potencial de sangramento da margem gengival de acordo com os seguintes critérios

PONTUAÇÃO	CRITÉRIOS
0	Gengiva normal
1	Inflamação ligeira, ligeira alteração da cor, edema ligeiro, sem hemorragia à palpação
2	Inflamação moderada, vermelhidão, edema e formação de vidros, hemorragia à palpação
3	Inflamação grave, vermelhidão e edema acentuados, ulcerações, tendência para hemorragias espontâneas

As pontuações de todas as superfícies foram somadas e divididas pelo número de superfícies examinadas, o que forneceu a pontuação do índice gengival por pessoa.

$$\text{Índice gengival (IG)} = \frac{\text{pontuação total do IG por dente}}{\text{N.º de superfícies}}$$

A pontuação numérica do índice gengival considerada para os diferentes graus de gengivite clínica foi a seguinte

Escores gengivais	Estado
0,1 a 1,0	Gengivite ligeira
1.1 a 2.0	Gengivite moderada
2.1 a 3.0	Gengivite grave

5. Índice de hemorragia papilar (IBP) *(*Muhlemann H.R. 1977)

O PBI foi registado com a sonda periodontal romba, inserindo-a cuidadosamente no sulco gengival na base da papila no aspeto mesial, movendo-se depois coronalmente para a ponta da papila. Este procedimento foi repetido na parte distal da mesma papila. A intensidade da hemorragia assim provocada foi registada numa escala de 0 a 4.

A intensidade de qualquer hemorragia foi registada como

Pontuação 0 - Sem hemorragia;

Pontuação 1 - Aparece um único ponto hemorrágico discreto;

Pontuação 2 - Aparecem vários pontos hemorrágicos isolados ou uma única linha de sangue;

Pontuação 3 - O triângulo interdentário enche-se de sangue pouco depois da sondagem;

Pontuação 4 - Ocorre hemorragia profusa após a sondagem; o sangue flui imediatamente para o sulco marginal.

As pontuações de todos os dentes foram somadas e divididas pelo número de dentes examinados, o que deu origem ao índice de hemorragia papilar por indivíduo

$$PBI = \frac{\underline{\text{Pontuação total de todos os dentes}}}{\textbf{Número total de dentes examinados}}$$

Avaliação dos níveis de depressão e de stress

Pediu-se aos doentes que preenchessem a **escala de autoavaliação da depressão de Zung** sobre o seu nível de stress e depressão. O questionário foi originalmente concebido em inglês, tendo sido modificado para um questionário bilingue com perguntas em inglês e marata (língua local) para melhor compreensão das perguntas pelos participantes. A escala de autoavaliação da depressão de Zung (ZSDS), concebida por W.W. Zung, é um pequeno inquérito auto-administrado para quantificar o estado de depressão de um doente. A escala continha 20 itens que avaliavam as quatro características comuns da depressão: O efeito generalizado, os equivalentes fisiológicos, outras perturbações e actividades psicomotoras. Dez perguntas da escala com uma redação positiva e dez com uma redação negativa foram pontuadas de 1 a 4 (um pouco de cada vez, algumas vezes, boa parte de cada vez, a maior parte de cada vez). As perguntas do questionário estavam relacionadas com quase todas as componentes relativas dos acontecimentos da vida quotidiana. A soma das pontuações individuais de todas as perguntas deu a pontuação de cada participante.

As pontuações variam de 25 a 100.

- 25-49 Intervalo normal

- 50-59 Ligeiramente deprimido

- 60-69 Moderadamente deprimido

- 70 e mais Deprimido grave

Recolha de amostras de saliva

As amostras de saliva foram recolhidas de todos os indivíduos entre as 9 e as 11 horas da manhã para minimizar quaisquer efeitos do ritmo circadiano. Foi pedido aos participantes que não comessem nem bebessem durante a noite anterior à recolha, para evitar a contaminação da cavidade oral. Também foi pedido aos fumadores que não fumassem mais de 60 minutos antes da colheita das amostras. Os doentes não foram autorizados a expor-se a esforços físicos mais de 60 minutos antes da colheita de amostras e foram instruídos a descansar deitados durante os últimos 30 minutos. Não foi permitido escovar os dentes durante os 60 minutos que precederam a colheita de saliva para minimizar o risco de contaminação sanguínea. Pediu-se aos doentes que enxaguassem a boca com água destilada 5 minutos antes da colheita de saliva. A recolha de 1,0-2,0 ml de saliva total não estimulada foi efectuada utilizando tubos estéreis com o método de baba passiva. Os doentes com próteses parciais removíveis mantiveram-nas na boca durante a recolha da saliva. As amostras foram armazenadas a -20°C e o cortisol salivar foi analisado no primeiro mês após a recolha.

Colheita de amostras de sangue

Para a colheita de sangue, a punção venosa da fossa antecubital, utilizando uma agulha de calibre 20, foi efectuada após a colheita de saliva, a fim de evitar o aumento da concentração de cortisol induzido pelo stress. Após 20 minutos de repouso para o paciente, foram colhidos 5 ml de sangue venoso pela manhã, entre 9:00 e 11:00 horas. Uma vez colhidas, as amostras foram deixadas a coagular à temperatura ambiente durante 20 minutos. Em seguida, o coágulo foi removido por centrifugação a 1500 g durante 10 minutos. Utilizando uma pipeta limpa, o soro foi aliquotado em frascos criogénicos rotulados e imediatamente armazenado a -20°C num congelador profundo até ao ensaio final.

Armamento laboratorial para a avaliação dos parâmetros bioquímicos (placa a cores V)

- Pipetas de transferência volumétricas calibradas com pontas descartáveis capazes de dispensar 0-5 µl, 5-50 µl, 50-200 µl e 200-1000 µl

- Tubos de ensaio esterilizados com suporte para tubos de ensaio

- Água destilada

- Copos, proveta

- Papel absorvente

- Tubos de ensaio para preparações padrão

- Tubos de plástico com tampa

- Luvas esterilizadas

- Papel gráfico Semi-Log ou software para análise de dados.

- Temporizador.

Equipamento de laboratório (placa a cores VI)

- Congelador a -80°C (REMI Equipments Pvt. Ltd.)

- Máquina centrífuga de laboratório (R-8C, REMI Equipments Pvt. Ltd.)

- Misturador Vortex (CM 101, REMI Equipments Pvt. Ltd.)

- Máquina de lavar microplacas ELISA (LISA wash, REMI Equipments Pvt. Ltd)

- Leitor de microplacas ELISA (LISA Microplate reader, REMI Equipments Pvt. Ltd.)

Procedimento de ensaio

As amostras foram analisadas quanto aos níveis de cortisol salivar e sérico e de IL-1β utilizando o kit de imunoensaio enzimático DetectX® Cortisol Enzyme Immunoassay disponível no mercado para avaliação do cortisol salivar e sérico e o kit Krishgen Biosystems KB 1063 Human IL-1β ELISA para avaliação dos níveis de IL-1β salivar e sérico. As amostras foram analisadas de acordo com o manual de instruções no Departamento de Bioquímica, NKP Salve Institute of Medical Sciences, Nagpur, Índia. Resumidamente, as amostras salivares e de soro foram diluídas com o tampão de diluição do kit e a quantidade de cortisol e IL-1β foi determinada. Todas as amostras foram analisadas em duplicado.

Componentes fornecidos no DetectX® Kit de imunoensaio enzimático para cortisol

1. **Placa de 96 poços com revestimento transparente** (cada poço revestido com IgG de cabra anti-rato)

2. **Padrão de cortisol** (Cortisol a 32.000 pg/mL numa solução estabilizadora especial)

3. **Anticorpo** DetectX® **Cortisol** (um anticorpo monoclonal de ratinho específico para o cortisol).

4. **Conjugado** DetectX® **Cortisol** (Um conjugado cortisol-peroxidase numa solução estabilizadora especial)

5. **Tampão de ensaio concentrado** (A 5X concentrado)

6. **Reagente de dissociação**

7. **Concentrado de tampão de lavagem** (um concentrado de 20X)

8. Substrato TMB

9. Solução de paragem (uma solução 1M de ácido clorídrico)

Ensaio **de cortisol**

As amostras de soro e salivares foram diluídas antes do ensaio de acordo com as instruções do fabricante. As amostras de soro foram diluídas com o Reagente de Dissociação (DR) até à diluição final ≥ 1:100. As amostras de saliva foram diluídas até ≥ 1:4 com o tampão de ensaio fornecido.

Princípio do ensaio

A preparação do padrão e o protocolo do ensaio foram realizados de acordo com o folheto informativo fornecido pelo fabricante.

Preparação padrão

Seis tubos de ensaio foram rotulados como #1 a #6. Foram pipetados 450 µL de tampão de ensaio para o tubo #1 e 250 µL para os tubos #2 a #6. A ponta da pipeta foi pré-lavada várias vezes para garantir uma entrega exacta. Adicionaram-se cuidadosamente 50 µL da solução-mãe de cortisol ao tubo #1 e agitou-se completamente no vórtex. 250 µL da solução de cortisol foram retirados do tubo #1 e adicionados ao tubo #2, agitando completamente em vórtex. Repetiram-se as diluições em série para os tubos #3 a #6. A concentração de cortisol nos tubos 1 a 6 foi efectuada como 3.200, 1.600, 800, 400, 200 e 100 pg/mL. **(Figura 1)**

 O cortisol total foi medido em amostras de soro e o cortisol livre em amostras de saliva. O padrão de cortisol foi fornecido para gerar uma curva padrão para o ensaio e todas as amostras foram lidas com a curva padrão gerada. Os padrões ou as amostras diluídas foram pipetados para uma placa de microtitulação transparente revestida com um anticorpo para capturar anticorpos de ratinho. Em seguida, adicionou-se aos poços um conjugado cortisol-peroxidase. A reação de ligação foi então iniciada pela adição de um anticorpo monoclonal para o cortisol. A reação imunológica ocorreu entre a quantidade limitante de anticorpo monoclonal anti-cortisol adicionado, o antigénio do cortisol na amostra ou padrão e a quantidade limitante de conjugado cortisol-peroxidase adicionado. medida que a concentração de cortisol na amostra aumenta, a quantidade de conjugado cortisol-peroxidase ligada diminui, causando uma diminuição do sinal, e vice-versa. O sinal foi gerado a partir do cortisol-peroxidase ligado ao anticorpo anti-cortisol que, por sua vez, estava ligado às placas revestidas com IgG de cabra anti-rato. O excesso de cortisol-peroxidase não se ligou às placas e foi lavado do poço antes da adição do substrato.

Após uma hora de incubação, a placa foi lavada e adicionou-se o substrato. O substrato reage com o conjugado cortisol-peroxidase ligado. Após um curto período de incubação, a reação parou e a intensidade da cor gerada foi detectada num leitor de placas de microtítulo a um comprimento de onda de 450 nm. A concentração de cortisol na amostra foi calculada, depois de efectuada a correção adequada para a diluição da amostra, utilizando o software disponível.

RESUMO DO PROCEDIMENTO DO ENSAIO DE CORTISOL

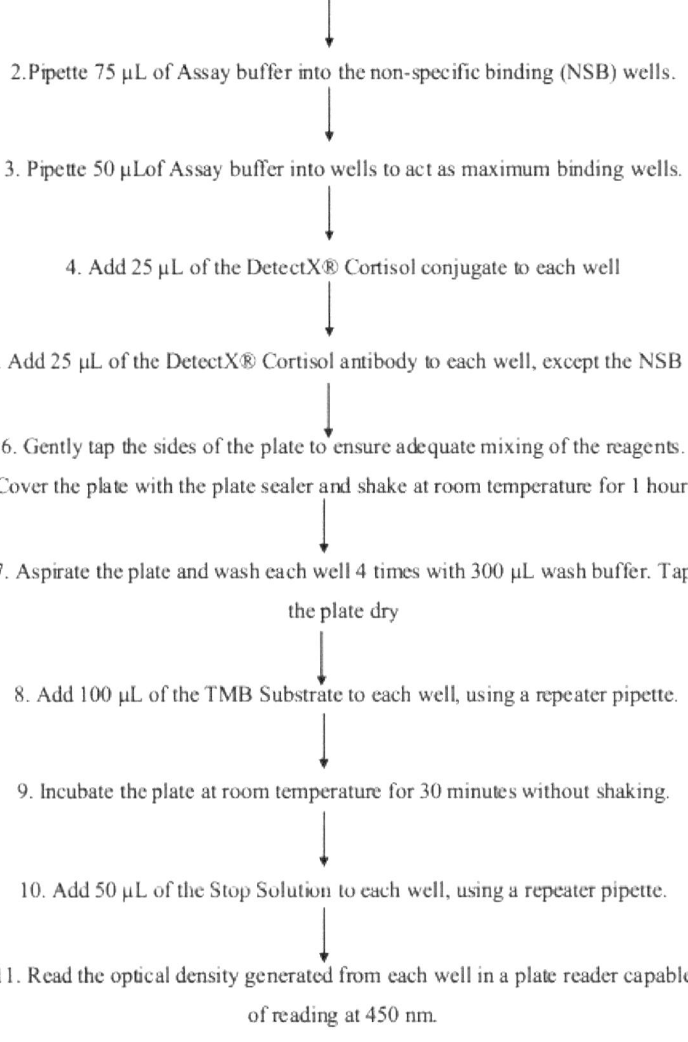

Cálculo dos resultados

Foi calculada a média das leituras de DO em duplicado para cada padrão e amostra.

Foi criada uma curva padrão através da redução dos dados utilizando a rotina de ajuste

4PLC no leitor de placas, após subtração das DO médias para o NSB. As concentrações das amostras obtidas, calculadas a partir da curva %B/B0, foram multiplicadas pelo fator de diluição para obter os valores das amostras puras. Para o efeito, foi utilizada a ferramenta em linha do site www.myassays.com/arbor-assays-cortisol-enzyme-immunoassay-kit.assay para calcular os dados. Após a realização do ensaio de cortisol, foi efectuado um ELISA para IL-1 β.

Procedimento de ensaio para IL-1 β

Materiais fornecidos

1. Placa revestida de microtitulação (96 poços) - 1

2. IL-1β humana recombinante padrão, 90ng/ml, 25μl - 4 frascos

3. Anticorpo de deteção conjugado com biotina para IL-1β humana, 100μl - 2 frascos

4. Estreptavidina peroxidase de rábano concentrada, 300μl - 1 frasco

5. Tampão de lavagem (20X) - 25ml

6. Diluente de ensaio (5X) - 10ml

7. Substrato TMB - 12ml

8. Solução de paragem - 12ml

Todos os reagentes foram diluídos imediatamente antes da utilização, de acordo com as instruções do fabricante.

Protocolo de ensaio

1. Todos os reagentes foram levados à temperatura ambiente antes de serem utilizados. Todos os padrões e amostras foram efectuados em duplicado.

2. Foram adicionados à placa 100μl/poço de **padrões** e **amostras**. Foram efectuadas cinco diluições em série de duas vezes do padrão superior de 250pg/ml em tubos separados. Assim, as concentrações padrão de IL-1β humana passaram a ser 250pg/ml, 125pg/ml, 62,5pg/ml, 31,3pg/ml, 15,63pg/ml, 7,81pg/ml e 3,91pg/ml. **(Figura 2)**

O Diluente de Ensaio (1X) foi utilizado como padrão zero (0 pg/ml). A placa foi selada e incubada durante 2 horas à temperatura ambiente (18-25°C).

3. A placa foi aspirada e lavada 4 vezes com **Wash Buffer (1X)** e o tampão residual foi apagado batendo firmemente com a placa de cabeça para baixo em papel absorvente.

4. Adicionou-se a cada poço 100µl de solução diluída de **anticorpo de deteção**. A placa foi selada e incubada durante 1 hora à temperatura ambiente (18-25°C).

5. A placa foi lavada 4 vezes com **Wash Buffer (1X)** como no passo 3.

6.100µl de solução diluída de **Streptavidin-HRP** foram adicionados a cada poço, depois a placa foi novamente selada e incubada durante 30 minutos à temperatura ambiente (18-25°C).

7. A placa foi lavada 4 vezes com **Wash Buffer (1X)** como no passo 3. Para esta lavagem final, os poços foram mergulhados no tampão de lavagem durante 30 segundos a 1 minuto para cada lavagem.

8. Em seguida, foram adicionados 100 µl de solução de **substrato TMB** e a placa foi incubada no escuro durante 20 minutos. Os poços positivos adquiriram uma cor azulada.

9. A reação foi interrompida adicionando 100µl de **solução de paragem** a cada poço. Os poços positivos passaram de azul a amarelo.

10. A absorvância foi lida a 450 nm nos 30 minutos seguintes à paragem da reação.

Cálculo dos resultados

A absorvância média foi determinada para cada conjunto de padrões e amostras em duplicado ou triplicado. A absorvância média dos padrões zero (fundo) foi subtraída de cada poço. A curva padrão foi traçada em papel quadriculado Semi-Log, com a concentração de citocinas no eixo x e a absorvância no eixo y. Foi traçada a linha reta de melhor ajuste através dos pontos padrão. Para determinar as concentrações de citocinas desconhecidas, encontrou-se o valor médio de absorvância das desconhecidas no eixo y e traçou-se uma linha horizontal até à curva padrão. No ponto de intersecção, traçou-se uma linha vertical para o eixo x e leu-se a concentração da citocina.

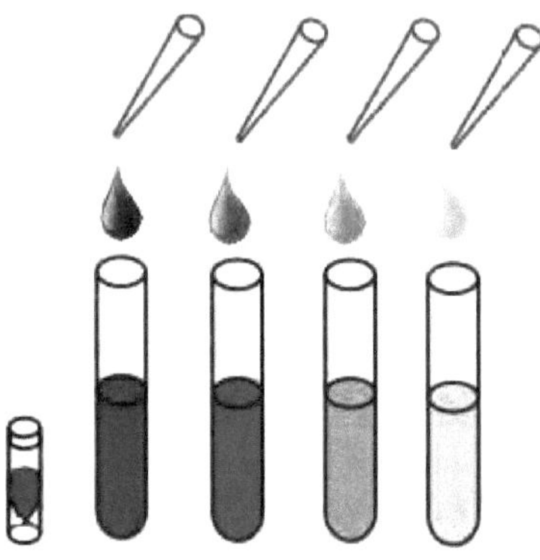

	Std 1	Std 2	Std 3	Std 4	Std 5	Std 6
Assay Buffer Volume (µL)	450	250	250	250	250	250
Addition	Stock	Std 1	Std 2	Std 3	Std 4	Std 5
Volume of Addition (µL)	50	250	250	250	250	250
Final Conc (pg/mL)	3,200	1,600	800	400	200	100

Figura 1: Preparação do padrão para o ensaio do cortisol

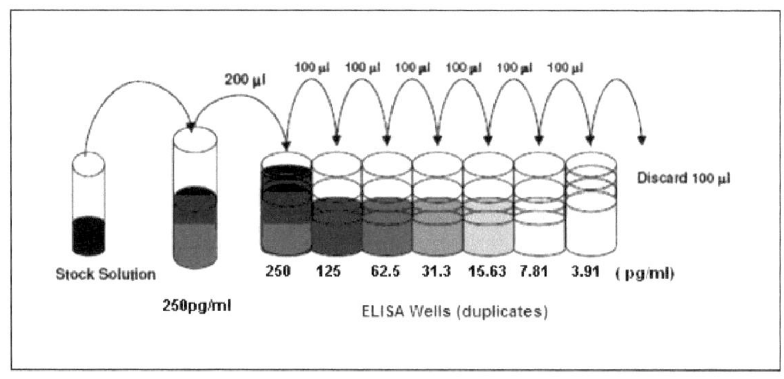

Figura 2: Preparação do padrão para o ensaio de IL--1β

Placa de cores I

Grupo I (Controlo saudável)

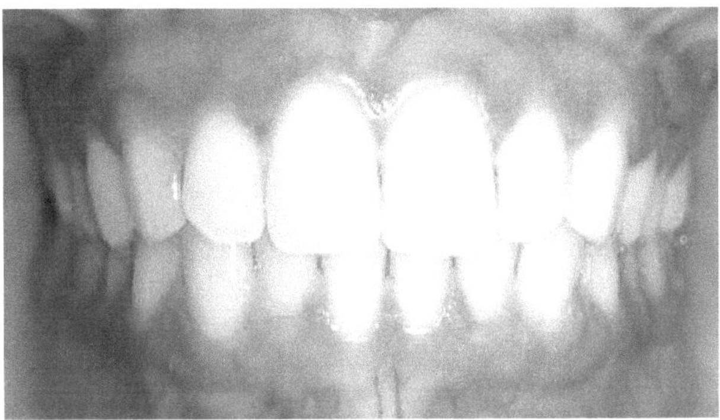

Vista frontal de um doente saudável

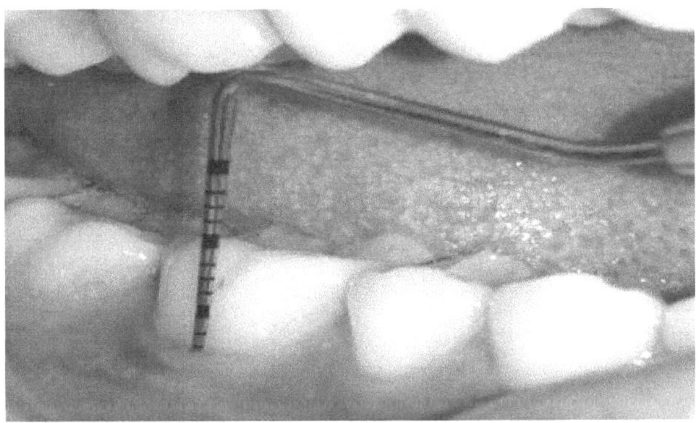

Profundidade de sondagem normal de 2 mm

Placa de cores II

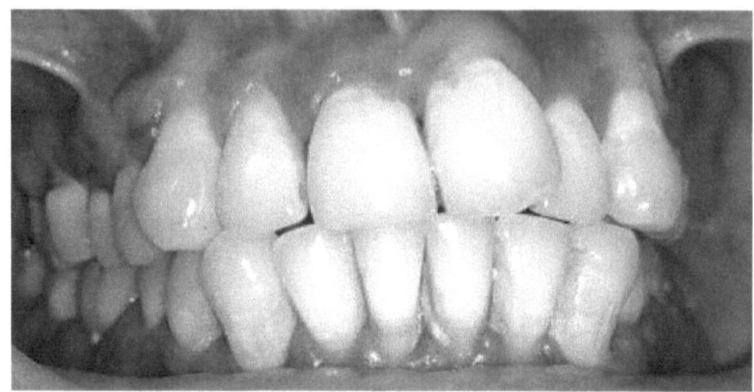

Vista frontal de um fumador com periodontite crónica

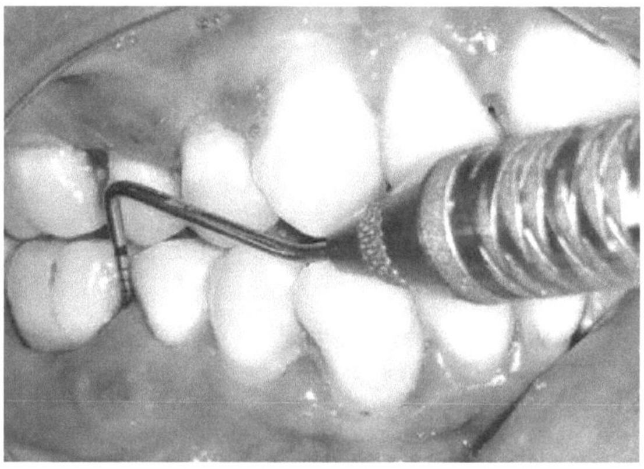

Profundidade total da sonda > 5mm

<u>Placa de cores III</u>

<u>Grupo III (Não fumadores com periodontite crónica)</u>

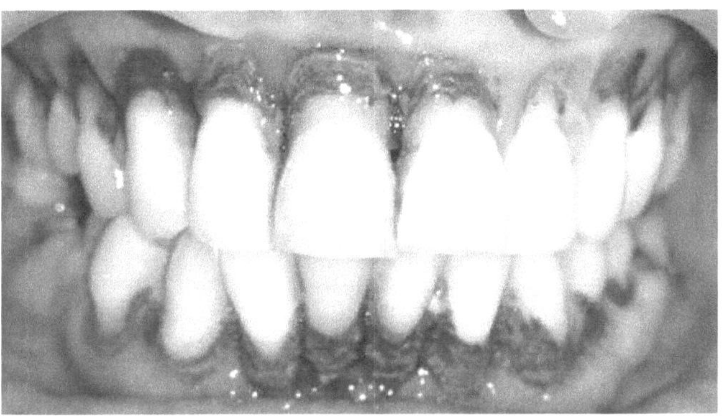

Vista frontal de um doente não fumador com periodontite crónica

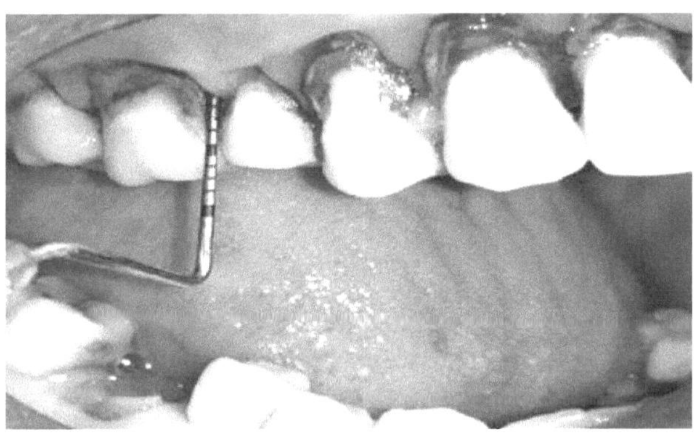

Profundidade total de sondagem >5mm

Placa a cores IV

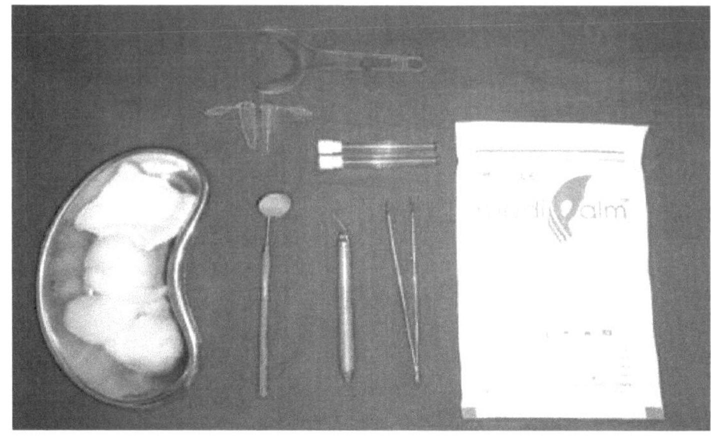

Armamentário para exame clínico e colheita de saliva e soro

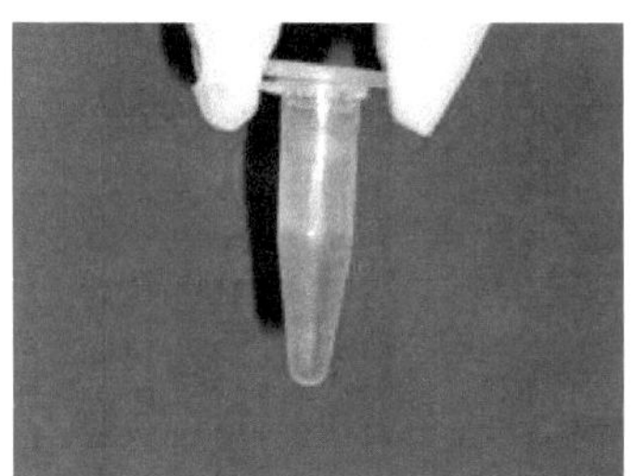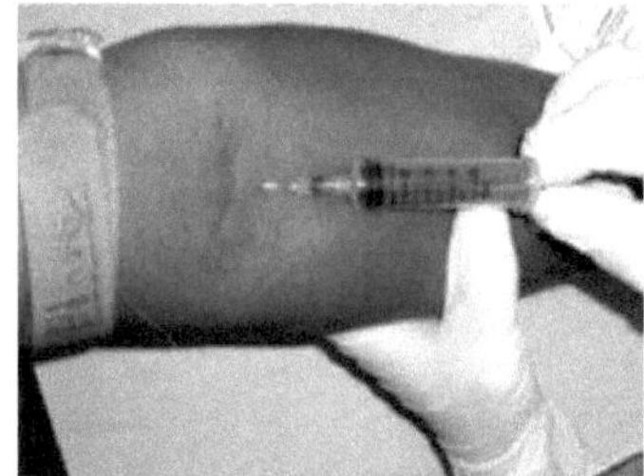

Recolha de amostra de saliva Recolha de amostra de sangue venoso da fossa antecubital

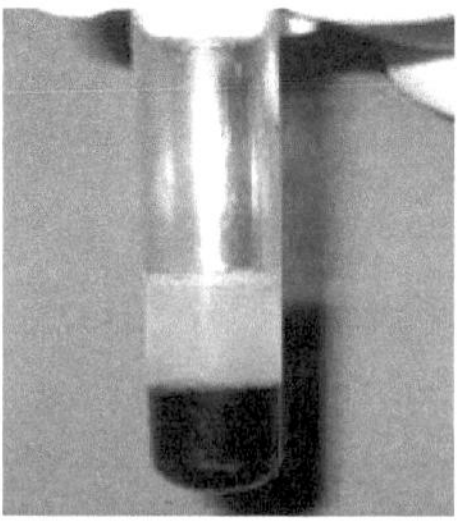

Soro separado da amostra de sangue

Placa de cores V

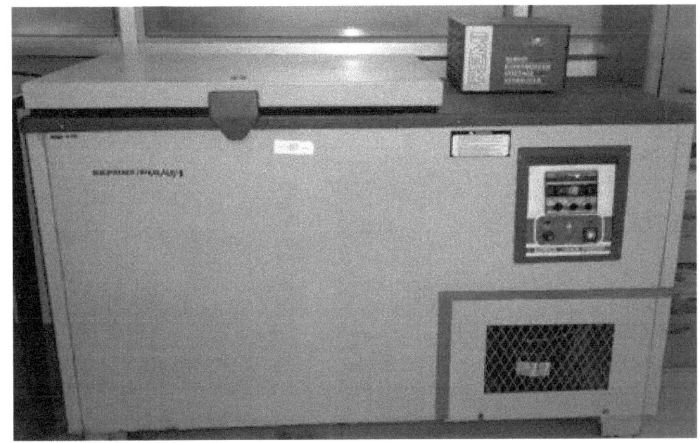

Congelador

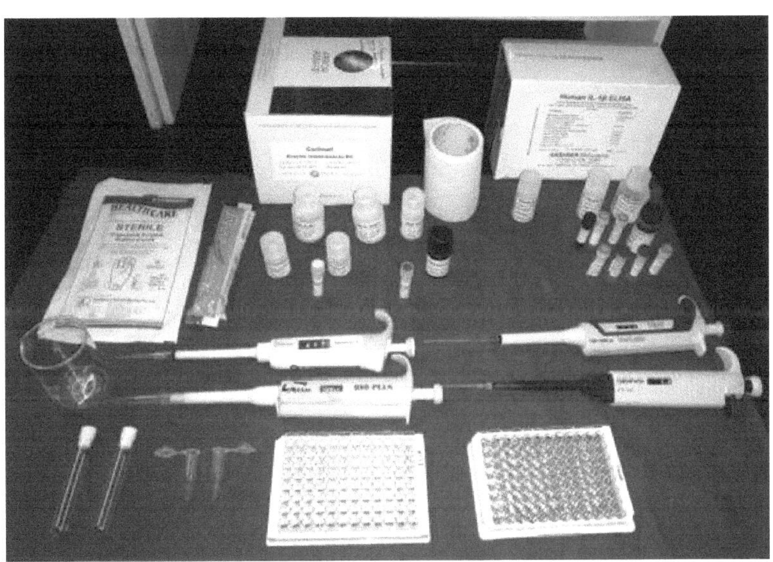

Arbor Assay Human Cortisol ELISA kit e Krishgen Biosystems Human IL-1β ELISA kit e armamentarium para análises bioquímicas

Placa a cores VI

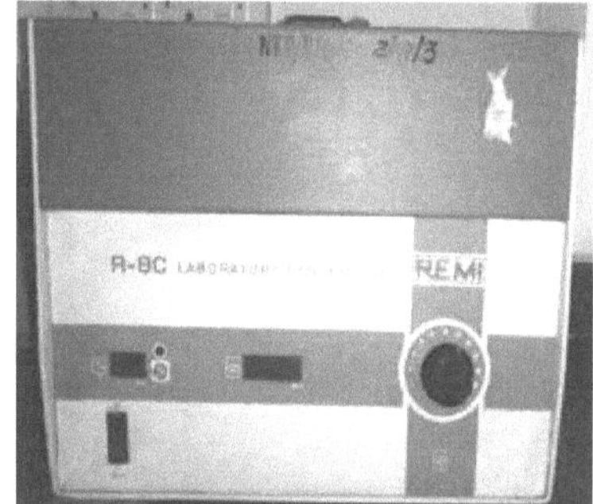 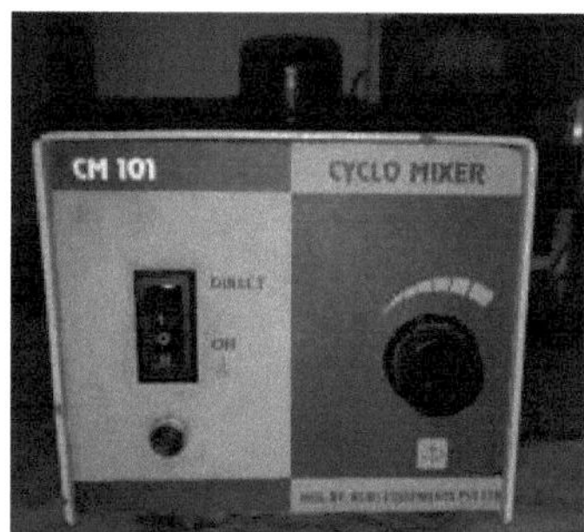

Máquina centrífuga Misturador Vortex

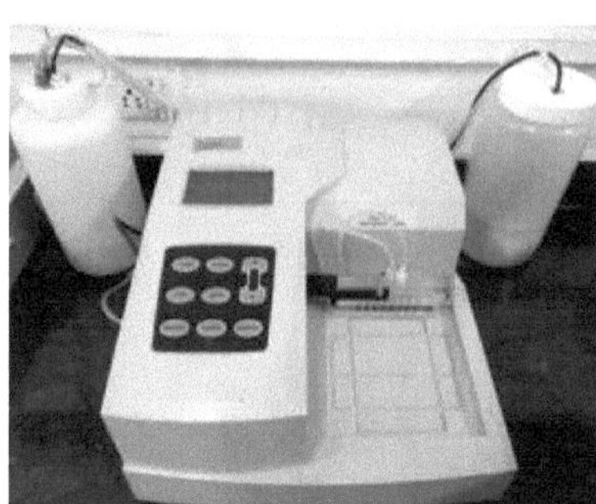 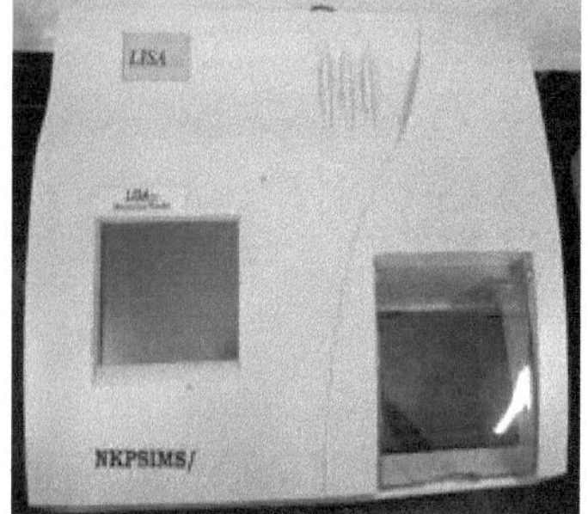

Máquina lavadora de microplacas Máquina leitora de microplacas

Placa a cores VII

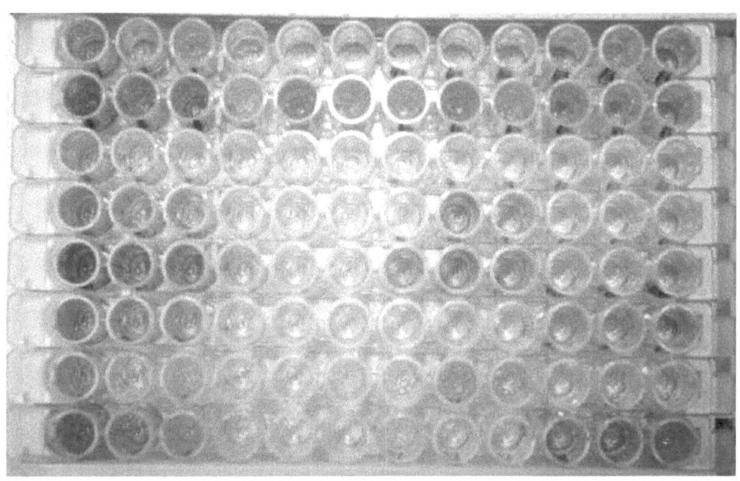

Placa ELISA depois de adicionar o substrato TMB

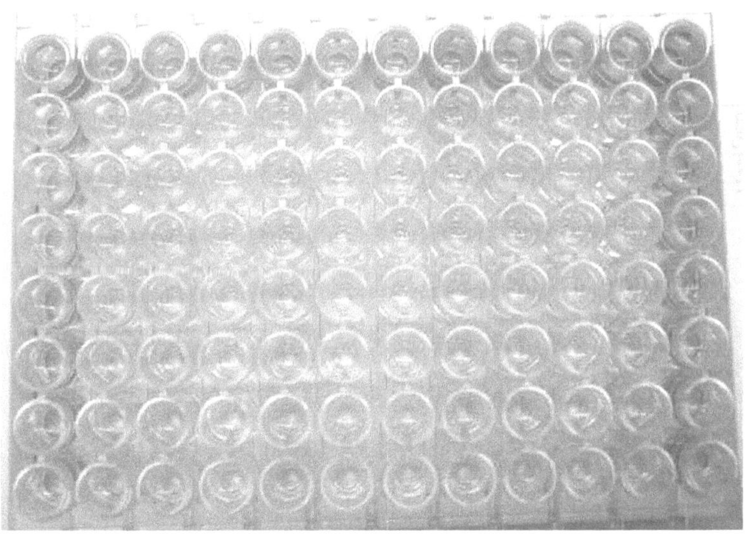

Placa ELISA depois de adicionar a solução de paragem

RESULTADOS

O presente estudo transversal teve como objetivo avaliar os níveis de stress, cortisol sérico e salivar e IL-1β em fumadores e não fumadores. Até à data, foram avaliados vários biomarcadores na periodontite crónica, entre os quais a hormona do stress cortisol e a citocina pró-inflamatória IL-1β. Levantámos a hipótese da sua possível ligação com a periodontite crónica e as variações nos seus níveis séricos e salivares em fumadores e não fumadores. Para esta investigação, recrutámos pacientes que foram examinados clínica e bioquimicamente para avaliar o stress e a periodontite crónica e depois categorizados em três grupos. Os níveis de cortisol sérico e salivar e de IL-1β foram avaliados através de um ensaio de imunoabsorção enzimática. A incorporação de técnicas clínicas e bioquímicas permitiu-nos cumprir os objectivos acima referidos.

ANÁLISE ESTATÍSTICA

Foram obtidos os dados relativos aos parâmetros periodontais Profundidade da bolsa de sondagem (PPD), Nível de inserção clínica (CAL), Índice de placa (PI), Índice gengival (GI), Índice de hemorragia papilar (PBI) para os doentes dos três grupos de estudo: Grupo I - Controlos saudáveis, Grupo II - Fumadores com periodontite crónica, Grupo III - Não fumadores com periodontite crónica. A distribuição de frequências e as estatísticas descritivas, como a média, foram obtidas para os parâmetros periodontais. Além disso, as estatísticas descritivas obtidas foram comparadas entre os três grupos.

As estatísticas descritivas dos parâmetros periodontais dos doentes dos três grupos de estudo são apresentadas na **Tabela 1.** A comparação intergrupos entre os parâmetros periodontais foi calculada utilizando o teste One-way ANOVA. A Tabela 1 apresenta a média e o desvio padrão dos parâmetros periodontais dos doentes dos três grupos. É evidente a partir da Tabela 1 que todos os parâmetros foram altamente significativamente diferentes entre os grupos com valores de p < 0,0001. A comparação intergrupos, calculada utilizando o teste t para amostras independentes entre o Grupo II e o Grupo III, está representada na **Tabela 1 A.**

A PPD média foi mais elevada, ou seja, 8,03 ± 1,29 mm no Grupo II, seguida de 5,44 ± 0,51 mm no Grupo III e de 1,37 ± 0,33 mm no Grupo de controlo I. A comparação intergrupos entre o Grupo II e o Grupo III para a profundidade da bolsa de sondagem, apresentada na **Tabela 1A**, revela uma diferença altamente significativa com um valor de p < 0,0001 .

O nível médio de inserção clínica também foi maior no Grupo II (8,93 ± 1,17mm) em comparação com o Grupo III (7,07 ± 0,47mm) e o Grupo I (0,00 ± 0,00 mm). A comparação intergrupos para o nível de inserção clínica entre o Grupo II e o Grupo III **(Tabela 1A)** ilustra que a diferença é estatisticamente altamente significativa com o valor de p < 0,0001.

O índice de placa médio para os três grupos foi de 0,64 ± 0,32, 2,56 ± 0,39 e 1,82 ± 0,47, respetivamente. A comparação intergrupos para o índice de placa entre o Grupo II e o Grupo III mostra uma diferença altamente significativa com o valor de p < 0,0001.

Além disso, o índice gengival foi o mais alto (2,14 ± 0,61) no Grupo III em comparação com o Grupo II (1,71 ± 0,60) e o Grupo I (0,39 ± 0,21). A comparação intergrupos para o índice gengival entre o Grupo II e o Grupo III mostra uma diferença estatisticamente significativa com o valor de p 0,0142.

Da mesma forma, o índice de hemorragia papilar também foi maior no Grupo III (2,24 ± 0,69) em comparação com o Grupo II (1,39 ± 0,76) e o Grupo I (0,04 ± 0,04). A comparação intergrupos para o índice de hemorragia papilar entre o Grupo II e o Grupo III mostra uma diferença estatisticamente significativa com o valor de p 0,0001.

A estatística descritiva para os níveis de cortisol no soro e na saliva, tal como se mostra na **Tabela 2,** nos doentes dos três grupos de estudo foi calculada utilizando a ANOVA de uma via, enquanto a comparação intragrupo dos níveis séricos e salivares em cada grupo foi calculada utilizando o teste t emparelhado, tal como se mostra na **Tabela 2A.(Gráfico 1)**

No soro, o nível médio de cortisol foi mais elevado, ou seja, 17,59 ± 8,53 pg/ml no grupo II, seguido de 15,38 ± 8,90 pg/ml no grupo III e 13,68 ± 6,20 pg/ml no grupo I. A diferença entre as médias foi estatisticamente insignificante com um valor de p de 0,228. Na saliva, o nível médio máximo foi obtido no grupo II, ou seja, 563,40 ± 236,19 pg/ml, seguido de 417,16 ± 99,67 pg/ml no grupo III e 19,45 ± 4,03 pg/ml no grupo I. A diferença entre as médias foi estatisticamente muito significativa, com um valor de p < 0,0001.

A Tabela 2 (A) mostra a comparação entre pares dos níveis de cortisol salivar calculados utilizando a análise post-hoc de Tukey. Foi revelado que a diferença entre os grupos I e II, bem como entre os grupos I e III, foi altamente significativa (p-valor < 0,0001), enquanto a diferença entre os grupos II e III foi significativa com p-valor de 0,023.

Também foi efectuada a análise comparativa dos níveis de cortisol no soro e na saliva em cada grupo. Em todos os três grupos, os níveis médios na saliva foram significativamente mais elevados do que os do soro, conforme indicado pelos valores de p < 0,0001. **(Gráfico 2)**

A Tabela 3 apresenta as estatísticas descritivas dos níveis de IL-1β no soro e na saliva dos doentes dos três grupos de estudo. No soro, os níveis médios de IL-1β foram máximos no grupo II, ou seja, 24,51 ± 26,93pg/ml, seguidos de 19,39 ± 6,18 pg/ml no grupo III e 11,44 ± 3,11 pg/ml no grupo I. A diferença de médias foi estatisticamente significativa com um valor de p de 0,0187.

Uma comparação emparelhada dos níveis de IL-1β no soro, calculada através da análise post-hoc de Tukey, mostrou que a diferença entre os grupos I e II era estatisticamente significativa (p-value 0,0144), enquanto as outras diferenças emparelhadas, ou seja, entre o Grupo I e o Grupo III e o Grupo II e o Grupo III, eram insignificantes com p-value > 0,05 **(Quadro 3A) (Gráfico 3)**

De forma semelhante, foi efectuada uma análise dos níveis salivares de IL-1β . O nível médio máximo foi obtido para o grupo II, ou seja, 278,95 ± 81,40 pg/ml, seguido por 251,35 ± 81,19 pg/ml no grupo III, e depois 160,61 ± 62,23 pg/ml no grupo I. A diferença entre as médias foi estatisticamente muito significativa com um valor de p < 0,0001 entre os três grupos. Também foi efectuada a análise entre os níveis de soro e de saliva em cada grupo. Em todos os três grupos, os níveis médios na saliva foram significativamente mais altos do que os do soro, conforme indicado pelos valores de p < 0,0001. **(Gráfico 4)**

A comparação de pares usando o teste post-hoc de Tukey revelou que, quando a comparação dos níveis salivares de IL-1β foi feita entre o Grupo I e o Grupo II, foram observadas diferenças estatisticamente altamente significativas com valor de p < 0,0001 e entre o Grupo I e o Grupo III foi observada uma diferença significativa com valor de p 0,0002. No entanto, o Grupo II - Grupo III mostrou diferenças insignificantes com o valor de p 0,4039 para os níveis salivares de IL-1β. **(Tabela 3A).**

A Tabela 4 apresenta a estatística descritiva da pontuação da SDS nos doentes dos três grupos de estudo. A pontuação média para o grupo II foi máxima, ou seja, 56,8 ± 9,47, seguida pelo grupo III com 45,36 ± 9,1 e depois pelo grupo I com 41,04 ± 4,81. A diferença na distribuição das pontuações entre os grupos foi estatisticamente muito significativa, com um valor de p < 0,0001, conforme obtido com o teste de Kruskal-Wallis. A análise emparelhada calculada com o teste de soma de postos de Wilcoxon é ilustrada na **Tabela 4 A.** Revelou que a diferença entre os grupos I e II foi altamente significativa com um valor de p < 0,0001, seguida de uma diferença significativa nos grupos II e III com um valor de p de 0,0002 e depois nos grupos I e III com um valor de p de 0,0261 **(Tabela 4.A) (Gráfico 5)**

As correlações das pontuações da SDS com os níveis de cortisol no soro e na saliva foram obtidas em cada grupo, conforme mostrado na **Tabela 5.** No grupo I, tanto os níveis de cortisol no soro como na saliva apresentaram uma correlação positiva com as pontuações da escala SDS, com coeficientes de 0,4870 e 0,3769, com os respectivos valores de p 0,0136 e 0,0633. No grupo II, os níveis de cortisol sérico mostraram uma relação positiva com as pontuações SDS com um coeficiente de 0,1528 (valor de p: 0,4659). Além disso, o cortisol da saliva mostrou uma relação positiva com as pontuações com um coeficiente de 0,4471 (valor de P: 0,025). No grupo III, os coeficientes do soro e da saliva apresentaram uma correlação positiva com as pontuações SDS com valores de coeficiente de 0,2043 (valor de P: 0,3274) e 0,5450 (valor de P: 0,0048), respetivamente. Os gráficos de dispersão que mostram esta relação são apresentados nos **Gráficos 6 a 11.**

A correlação de diferentes parâmetros clínicos periodontais com o cortisol sérico e salivar foi obtida utilizando a correlação de postos de Spearman e é apresentada na **Tabela 6.** Todos os parâmetros periodontais, incluindo PPD, CAL, PI, GI e PBI, foram positivamente correlacionados com o cortisol sérico com coeficientes de correlação de 0,1334, 0,1679, 0,0165, 0,1104 e 0,1384, respetivamente. No entanto, as correlações foram fracas e estatisticamente insignificantes, conforme indicado pelos valores de P > 0,05. Pelo contrário, verificou-se que o cortisol salivar estava significativamente e positivamente correlacionado com todos os parâmetros clínicos periodontais com o valor de p <0,0001. Os coeficientes de correlação para PPD, CAL, PI, GI, PBI foram 0,8031, 0,8197, 0,7542, 0,6189, 0,5928 respetivamente. **(Gráficos 12-21)**

A correlação dos valores de cortisol e IL-1β no soro e na saliva foi calculada utilizando o coeficiente de correlação de Spearman Rank e está ilustrada na **Tabela 7.** Apenas a correlação entre a IL-1β da saliva e o cortisol da saliva foi mais elevada, ou seja, 0,4476, em comparação com outras correlações com um valor de P < 0,0001. As outras correlações foram fracas e estatisticamente insignificantes.

DISCUSSÃO

A doença periodontal é uma infeção oral mista iniciada por um meio de bactérias subgengivais virulentas. Caracteriza-se por uma inflamação persistente, degradação do tecido conjuntivo e destruição do osso alveolar. Esta doença multifatorial é influenciada por uma variedade de factores de risco que podem afetar o início, a gravidade e a progressão da doença. O tabagismo é um dos principais factores de risco ambientais modificáveis associados a formas generalizadas de periodontite grave.[73] Numerosos estudos demonstraram que fumar agrava a doença periodontal. O fumo do cigarro contém pelo menos 400 substâncias potencialmente tóxicas, incluindo cianeto de hidrogénio, monóxido de carbono (que resulta na formação de carboxihemoglobina), radicais livres, nicotina, nitrosaminas (potentes agentes cancerígenos) e uma variedade de gases oxidantes que provocam a ativação das plaquetas e a disfunção endotelial.[74,75]

Vários estudos demonstraram que, após uma terapêutica não cirúrgica, a cicatrização em termos de redução da hemorragia gengival e da profundidade da bolsa é menos favorável nos fumadores do que nos não fumadores.[76] Um estudo de **Grossi et al. (1997)[77]** demonstrou que os fumadores actuais apresentam uma menor cicatrização e redução da Tanarella forsythenssis subgengival e da Porphyromonas gingivalis após o tratamento, em comparação com os antigos fumadores e os não fumadores. Isto sugere que o tabagismo prejudica a cicatrização periodontal. **Ah et al.,(1994)[78]** relataram uma menor redução na profundidade de sondagem e um ganho de ligação clínica em fumadores que tinham sido tratados por cirurgia periodontal, corroborando assim a conclusão de que os fumadores eram maus candidatos a uma terapia periodontal bem sucedida.

A nicotina do cigarro estimula os gânglios simpáticos a produzir neurotransmissores, incluindo catecolaminas.[79] Estas afectam os receptores alfa nos vasos sanguíneos, o que, por sua vez, causa vasoconstrição. A vasoconstrição dos vasos sanguíneos periféricos causada pelo tabaco também pode afetar o tecido periodontal , uma vez que os fumadores apresentam menos sinais evidentes de gengivite do que os não fumadores e os sinais clínicos de inflamação gengival, como vermelhidão, hemorragia e exsudação, também são menos evidentes nos fumadores.[80] As acções vasoconstritoras da nicotina podem ser responsáveis pela diminuição do fluxo sanguíneo gengival. **Bergstrom et al.**[81] referem que a menor hemorragia gengival nos fumadores do que nos não fumadores não se deve apenas à vasoconstrição dos vasos gengivais, mas pode também ser atribuída à maior queratinização das gengivas nos fumadores.

As citocinas, pequenos polipéptidos com um amplo espetro de propriedades inflamatórias, hemopoiéticas, metabólicas e imunomoduladoras, são produzidas por uma variedade de células, incluindo o sistema macrófago/monócito, células dendríticas, linfócitos, neutrófilos, células endoteliais e fibroblastos.[82] Por exemplo, a IL1β, a IL6 e o fator de necrose tumoral alfa (TNF-α) são consideradas citocinas pró-inflamatórias. Por outro lado, o antagonista do recetor de IL1, IL4, IL10, IL11 e IL13 podem suprimir a produção de citocinas inflamatórias.[83] A interleucina (IL)-1 encontra-se em duas formas activas, *IL-1α* e IL-1β, codificadas por genes separados.

A interleucina-1β é a citocina interleucina-1 prototípica e, como tal, é a citocina mais extensivamente estudada em estudos clínicos de biomarcadores salivares na doença periodontal. A interleucina-1β tem uma multiplicidade de funções imunológicas, incluindo a ativação de neutrófilos, células T e B durante a infeção, bem como a mediação da libertação de proteínas de fase aguda no fígado e respostas febris. Na periodontite, a interleucina 1β está associada ao recrutamento de neutrófilos e à ativação de osteoclastos através da sua capacidade de induzir quimiocinas e ativar osteoclastos. Além disso, a associação entre a periodontite e a interleucina-1β elevada no fluido crevicular gengival está bem estabelecida.[84]

Bloemen et al.(2011)[85] demonstraram que uma única exposição de IL-1β pode alterar o fenótipo das células semelhantes a osteoblastos, passando de um fenótipo que favorece a formação óssea para um fenótipo que apoia a destruição óssea.

Os parâmetros clínicos, como a profundidade da bolsa de sondagem, o nível de inserção clínica, o índice de placa, o índice gengival, o índice de hemorragia papilar, etc., são os indicadores mais comuns e universalmente utilizados para determinar o estado da doença. No entanto, apenas fornecem informações sobre a destruição passada do tecido periodontal e não elucidam a atividade atual da doença nem prevêem a atividade futura devido à baixa sensibilidade e ao valor preditivo positivo.[86]

Por conseguinte, foram experimentadas várias moléculas como potenciais biomarcadores, incluindo enzimas, citocinas, receptores e outras proteínas. Têm servido como um método de diagnóstico e monitorização rápido, eficiente e objetivo, com a capacidade de rastrear a suscetibilidade e o diagnóstico da doença periodontal, avaliar a resposta ao tratamento, prever a futura destruição dos tecidos e identificar a progressão da doença.[87] Estes biomarcadores podem ser encontrados em vários fluidos biológicos, nomeadamente no fluido crevicular gengival (GCF), que contém biomarcadores locais e pode potencialmente fornecer informações ao nível do local; no sangue, soro ou plasma, que contém biomarcadores sistémicos e pode potencialmente fornecer informações ao nível do paciente; e na saliva, que contém marcadores locais e sistémicos e também fornece informações ao nível do paciente. A análise da saliva permite uma melhor representação das alterações patológicas locais na boca. A saliva contém constituintes do FGC, glândulas salivares, enzimas, hormonas, moléculas de proteínas, etc. Embora o FGC tenha a vantagem de fornecer informações ao nível do local, a recolha do FGC é bastante complicada e mais demorada do que a sondagem da boca inteira e a quantidade de amostra recolhida é muito reduzida, o que a torna pouco conveniente durante os procedimentos de rotina no consultório dentário.[88] Por outro lado, a saliva é um material biológico abundante, o procedimento de amostragem é fácil, rápido, não invasivo e mais conveniente para o doente e o médico. A saliva não pode fornecer informações específicas do local; no entanto, é um fluido facilmente acessível, que contém marcadores locais e sistémicos de doenças periodontais.[89]

Devido às vantagens e facilidade de utilização, é lógico pensar que os testes de diagnóstico salivares e sanguíneos têm potencial para serem utilizados no diagnóstico e monitorização da doença periodontal ao nível do paciente. Tendo isto em consideração, este estudo transversal foi formulado para utilizar o soro e a saliva como uma via para avaliar o stress, que é uma condição sistémica que afecta o ambiente oral, especialmente os tecidos periodontais. Uma vasta literatura associou o stress e a sua hormona cortisol do soro e da saliva à periodontite crónica. Também muitos estudos avaliaram a citocina pró-inflamatória IL-1β em pacientes com periodontite crónica. No entanto, tanto quanto é do nosso conhecimento, nenhum estudo até à data associou a hormona do stress cortisol do soro e da saliva à citocina pró-inflamatória IL-1β em fumadores e não fumadores com periodontite crónica generalizada.

No presente estudo, os dados referem-se ao exame transversal efectuado em 75 doentes (40 homens e 35 mulheres), divididos da seguinte forma

Grupo I - Grupo de controlo (25 indivíduos periodontalmente saudáveis não fumadores)

Grupo II - Grupo de teste (25 fumadores com periodontite crónica)

Grupo II - Grupo de teste (25 não fumadores com periodontite crónica)

A população do estudo foi constituída por pacientes com idade igual ou superior a 30 anos, de modo a excluir os casos de periodontite de início precoce. O Grupo II (fumadores com periodontite crónica) era constituído apenas por população masculina.

Quando os parâmetros clínicos periodontais, incluindo a profundidade de sondagem da bolsa (PPD), o nível de inserção clínica (CAL), o índice de placa (PI), o índice gengival (GI) e o índice de hemorragia papilar (PBI), foram comparados entre todos os grupos, observou-se que todos apresentavam diferenças estatisticamente muito significativas com valores de p < 0,0001. No entanto, a comparação intergrupos entre o Grupo II e o Grupo III demonstrou claramente que o PPD, CAL e PI eram significativamente mais elevados nos fumadores do que no grupo de não fumadores (valor de p <0,0001). Isto está de acordo com os estudos efectuados por **Feldman et al. (1982)**[89] onde encontraram uma associação entre seis índices periodontais (deposição de cálculo, acumulação de placa, inflamação gengival, profundidade da bolsa periodontal, perda óssea alveolar e mobilidade dentária) e o consumo de diferentes produtos do tabaco. Os autores relataram que os fumadores de cigarros tinham uma deposição de cálculo significativamente maior, uma profundidade de bolsa significativamente maior, acumulavam ligeiramente menos placa bacteriana e tinham mais perda óssea alveolar. A inflamação gengival e a mobilidade dentária não diferiram entre fumadores e não fumadores, nem entre os dois grupos de fumadores.

As possíveis explicações para o aumento da gravidade da doença periodontal nos fumadores são os efeitos tóxicos da nicotina contida no cigarro sobre o periodonto. A nicotina liga-se à superfície da raiz nos fumadores,[90] e estudos in vitro mostram que pode alterar a ligação dos fibroblastos[91] e a expressão de integrinas,[92] e diminuir a produção de colagénio enquanto aumenta a produção de colagenase.[93] O aumento da destruição periodontal nos doentes do grupo II é atribuído à deficiência do sistema imunitário nos fumadores. O consumo de cigarros, a nicotina e os seus subprodutos têm um efeito vasoconstritor, não só na circulação periférica, mas também nos vasos sanguíneos coronários e gengivais. Além disso, o tabagismo pode reduzir a atividade funcional dos leucócitos e macrófagos na saliva e no FGC, bem como diminuir a quimiotaxia e a fagocitose dos leucócitos polimorfonucleares (PMN) do sangue e dos tecidos, deprimindo assim provavelmente as respostas protectoras mediadas pelos fagócitos aos agentes patogénicos periodontais.[94] O tabaco também reduz os potenciais de oxidação-redução a curto prazo na placa dentária. A redução dos níveis de oxigénio está associada a uma diminuição da mobilidade dos PMN e a um aumento da proporção de bactérias anaeróbias na placa dentária.[95]

O PI mais elevado nos fumadores (2,56 ± 0,39) em comparação com os não fumadores e os controlos saudáveis pode ser atribuído a uma higiene oral deficiente prevalecente entre os fumadores. Além disso, o grupo de fumadores exibiu a pontuação SDS mais elevada em comparação com o grupo de não fumadores, com uma média de 56,8, ou seja, ligeiramente deprimido, o que pode ser atribuído à ignorância no procedimento de higiene oral, deteriorando assim os efeitos do tabagismo e do stress no periodonto. Este resultado está de acordo com o estudo realizado por **Bergstrom J (1989)[96] Genco et al (1999)[14] Kolte et al.(2016)[72]** . Outras investigações mostraram pouca diferença no nível de acumulação de placa, comparando fumadores com não fumadores. **Calsina et al.[97]** , no seu estudo sobre os efeitos do tabagismo nos tecidos periodontais, verificaram que, entre os casos, o índice de placa não apresentava diferenças entre fumadores e não fumadores. Por outro lado, **Scabbia et al.**[98] , no seu estudo, mostraram que os fumadores tinham significativamente mais placa bacteriana do que os não fumadores. A possível explicação para esta diferença pode dever-se ao facto de o IP depender das medidas de higiene oral adoptadas pelos pacientes ou à diferença de metodologia para medir a quantidade de placa bacteriana utilizando agentes reveladores.

 Enquanto o índice gengival e o índice de hemorragia papilar foram significativamente mais elevados no grupo de não fumadores do que no grupo de fumadores, com valores de p 0,0142 e 0,0001, respetivamente. Este resultado confirmaria a redução dos sinais clínicos de inflamação e a redução da hemorragia à sondagem devido ao consumo de tabaco, disfarçando a inflamação gengival. Este resultado está de acordo com o estudo efectuado por **Bergstrom J e Floderus-Myrhed B. (1983)**[81] , em que encontraram menos hemorragia gengival nos fumadores do que nos não fumadores. A causa provável é a vasoconstrição dos vasos gengivais, mas também pode ser atribuída a uma maior queratinização das gengivas nos fumadores.

Os níveis séricos de cortisol estavam elevados nos fumadores em comparação com o grupo de controlo e o grupo de não fumadores. No entanto, a comparação intergrupos não revelou qualquer diferença significativa (valor de p = 0,228) nos três grupos. Isto pode ser atribuído ao facto de toda a população incluída no estudo ter uma boa saúde sistémica. Enquanto os níveis de cortisol salivar estavam elevados para 563,40 ± 236,19 pg/ml no grupo II e 417,16 ± 99,67pg/ml no grupo III, em comparação com o grupo I (19,45 ± 4,03pg/ml). Assim, pode inferir-se que a saliva apresenta um perfil mais eficiente e exato das alterações locais que ocorrem no ambiente periodontal, em comparação com o soro. Este achado está de acordo com o estudo transversal realizado por **Badrick et al (2007)**[70] onde avaliaram os níveis de cortisol salivar em fumadores actuais, ex-fumadores e nunca fumadores. Os autores referiram que o cortisol salivar estava aumentado nos fumadores actuais, em comparação com os não fumadores; não foram observadas diferenças entre os ex-fumadores e os que nunca fumaram, sugerindo assim que o tabaco tem um efeito a curto prazo no sistema neuroendócrino. Num outro estudo realizado por **Handa et al. (1994)**[99] , os fumadores japoneses de meia-idade apresentavam um cortisol plasmático mais baixo de manhã do que os não fumadores. Quando se efectuou uma comparação intragrupo dos valores séricos e salivares, observou-se uma diferença estatisticamente muito significativa com um valor de p < 0,0001.

Também uma vasta literatura confirma a existência de cortisol salivar elevado nos fumadores. Outros estudos que avaliaram o cortisol a partir do plasma ou da saliva em condições de repouso no laboratório apresentaram resultados mistos, com níveis mais elevados em alguns estudos, como em **al'Absi et al., (2003)**[100] ; **Baron et al., (1995)**[101] , e sem diferenças noutros, como em **Gossain et al., (1986)**[102] ; **Kirschbaum et al., (1994)**[103] ; **Tsuda et al., (1996)**[104] Os diferentes métodos de recolha de dados e o momento da amostragem tornam difícil resolver estas discrepâncias. Uma vez que o cortisol apresenta variações diurnas acentuadas, os resultados do estudo podem também variar em conformidade, dificultando a interpretação do estudo.

 Quando foi calculada uma comparação emparelhada para o cortisol salivar com a análise post-hoc de Tukey, revelou-se que a diferença entre os grupos I e II, bem como entre os grupos I e III, era altamente significativa, enquanto a diferença entre os grupos II e III era significativa com um valor de p de 0,023. Assim, verificou-se que o índice de cortiça salivar em fumadores com periodontite era significativamente mais elevado do que em não fumadores com periodontite crónica.

Quando os valores séricos de IL-1β nos três grupos foram comparados, os níveis médios de IL-1β foram máximos no grupo II, ou seja, 24,51 ± 26,93pg/ml, seguidos por 19,39 ± 6,18 pg/ml no grupo III e 11,44 ± 3,11 pg/ml no grupo I. A diferença de médias dos três grupos foi estatisticamente significativa com um valor de p de 0,0187.

Os níveis elevados de IL-1β em fumadores e não fumadores com periodontite crónica, em comparação com os controlos no nosso estudo, são consistentes com os resultados do estudo realizado por **Ghurabi (2013)**[61] , em que o autor encontrou uma elevação estatisticamente significativa nos níveis de IL-1β, IL-8 e IL-17 em doentes com periodontite crónica em comparação com o controlo saudável (p<0,001) e níveis séricos elevados de IL-1β em fumadores em comparação com não fumadores.

Os níveis elevados detectados no nosso estudo entre os fumadores podem dever-se à resposta a LPS de bactérias gram-negativas que pode ter aumentado nos fumadores. Outra explicação para esta elevação pode ser devida à nicotina presente no fumo do cigarro, que afecta a resposta inflamatória do hospedeiro aos agentes patogénicos orais, regulando a libertação de prostaglandinas e citocinas, o que leva à destruição acelerada do tecido periodontal **(Axelsson, 2005).**[105]

Verificou-se que os níveis salivares de IL-1β eram máximos nos fumadores (278,95 ± 81,40 pg/ml), seguidos de 251,35 ± 81,19 pg/ml nos não fumadores, com o valor mínimo nos controlos (160,61 ± 62,23pg/ml).

No entanto, a comparação entre os grupos II e III mostrou diferenças insignificantes com o valor de p 0,5008 para os níveis séricos de IL-1β e 0,4039 para os níveis salivares de IL-1β. Isto está de acordo com o estudo efectuado por **Kamma e colegas (2004)**[69] onde não encontraram diferenças significativas entre fumadores e não fumadores para os níveis de IL-1β no FGC em indivíduos com periodontite agressiva.

O efeito do tabagismo na produção de citocinas em doentes periodontais tem sido extensivamente investigado e têm sido relatados resultados contraditórios.

Bostrom et al. (2000)[106] analisaram os níveis de IL-1β e do antagonista do seu recetor IL-1ra no GCF em relação ao tabagismo em doentes com doença periodontal moderada a grave, não tendo demonstrado qualquer associação entre os níveis destas moléculas no GCF e o tabagismo.

Quando a nicotina foi aplicada in vitro, em monócitos e linfócitos do sangue periférico e em células mononucleares gengivais de doentes com periodontite, não se observou qualquer efeito na secreção de IL-1β, sugerindo que a nicotina não consegue ativar mais células, possivelmente devido a uma estimulação prévia máxima na lesão de periodontite **(Payne et al. 1996, Bernzweig et al. (1998).**[107,108] Por conseguinte, o tabagismo afecta a expressão de IL-1β apenas em indivíduos saudáveis.

Embora a análise entre os níveis de soro e saliva em cada grupo tenha ilustrado que os níveis médios de IL-1β na saliva eram significativamente mais elevados do que os do soro, isso realçou a importância da saliva total como método de amostragem em termos de objectivos imunológicos na doença periodontal. Isto é sugestivo do facto de que a concentração elevada de IL 1β pode ser um dos componentes da resposta do hospedeiro associada às manifestações clínicas da doença periodontal.

A possível explicação para os níveis séricos mais baixos de IL-1β, em comparação com a IL-1β salivar, é o facto de os microrganismos colonizarem a área subgengival e causarem a expressão local de citocinas, acabando por provocar a degradação dos tecidos. A IL-1β é derivada inicialmente dos tecidos gengivais como resposta à estimulação bacteriana, especialmente por LPS, podendo mediar respostas inflamatórias em tecidos distantes da cavidade oral nesses pacientes. A produção local de IL-1β pode ser superior à produção sistémica devido ao ambiente bacteriano na área subgengival e à defesa do hospedeiro. As citocinas produzidas localmente chegam à circulação sistémica na periodontite crónica com o decorrer do tempo. Assim, podem ser encontradas quantidades adequadas de citocinas em fluidos locais como o FGC ou a saliva, em comparação com o soro.

A comparação par a par dos níveis salivares de IL-1β mostrou diferenças estatisticamente significativas entre o grupo saudável e não fumadores com periodontite crónica com um valor de p de 0,0002 e uma diferença altamente significativa com um valor de p < 0,0001 entre controlos e fumadores. Este achado é semelhante aos estudos efectuados por **Gumus P et al.(2014)**[109] . Em **2005, Keles et al.**[110] verificaram que as concentrações de IL-1β eram significativamente mais elevadas no soro e nas amostras de biópsias de tecido gengival em doentes em comparação com um controlo saudável. Pelo contrário, **Elkhouli (2011)**[111] mencionou que não existiam diferenças nos níveis de IL-1β entre os doentes e o controlo saudável.

A Escala de Autoavaliação da Depressão de Zung foi utilizada para avaliar o grau de depressão. Observou-se que os fumadores obtiveram a pontuação SDS mais elevada de 56,8 e uma mediana de 60, seguidos de

47 nos não fumadores e 42 nos controlos. Isto pode ser interpretado como sendo os fumadores moderadamente deprimidos, enquanto os não fumadores e os controlos saudáveis se encontravam na faixa normal. A comparação emparelhada entre os três grupos revelou diferenças altamente significativas.

Foram obtidas correlações entre as pontuações da SDS e os níveis de cortisol no soro e na saliva em cada grupo.

Verificou-se que tanto o cortisol sérico como o salivar em todos os grupos estavam positivamente correlacionados com a pontuação SDS. No entanto, apenas o cortisol salivar se correlacionou de forma estatisticamente significativa com a pontuação SDS nos fumadores e nos não fumadores. É evidente que o cortisol salivar está em relação direta com a quantidade de stress. Esta conclusão está de acordo com o estudo efectuado por **Refulio Z et al. (2013)**[49] . Neste estudo, pontuações mais elevadas de depressão auto-relatada foram associadas a bolsas mais profundas em fumadores, e com mais inflamação gengival em indivíduos não fumadores sem bolsas profundas. Isto está de acordo com uma série de relatórios anteriores, sugerindo que quase qualquer tipo de ansiedade ou stress irá afetar a condição da gengiva. **(Marcenes & Sheiham 1992,[6] Monteiro da Silva et al. 1998,[112] Vettore et al (2003)[113])**

O presente estudo confirma assim a possível relação entre o tabagismo, o stress e a doença periodontal.

Além disso, as correlações entre os parâmetros clínicos e os níveis de cortisol sérico e salivar revelaram uma associação positiva, embora fraca e não significativa, com o cortisol sérico, enquanto uma associação altamente significativa com o cortisol salivar. Foram semelhantes as conclusões de **Mudrika et al.2014[114] e Hilgert et al.2006.[44]**

Também se verificou que a correlação entre a IL-1β da saliva e o cortisol da saliva era positiva e altamente significativa. Achados semelhantes foram demonstrados por **Mengel et al (2002)[117]** num estudo em que não houve correlação entre os níveis séricos de mediadores imunológicos (IL-1β, IL-6), glucocorticóides (cortisol) e o stress registado.

Verificou-se que a pontuação SDS era máxima nos fumadores e que os níveis séricos e salivares de IL-1β também eram mais elevados em comparação com os dos controlos saudáveis e dos não fumadores. Isto pode confirmar as conclusões de **Deinzer R et al (1999)[115]** que referiram que o stress académico pode afetar a saúde periodontal através do aumento dos níveis locais de IL-1β.

Apesar de as pontuações SDS serem mais elevadas nos fumadores, as correlações entre a pontuação SDS e os níveis de cortisol sérico não revelaram quaisquer diferenças significativas entre fumadores e não fumadores. Foram realizados muitos estudos semelhantes por outros autores, utilizando, no entanto, diferentes populações-alvo, pontuações limiares e índices para identificar positivamente a doença.[6,7,34] Estudos realizados por outros autores[42] também aplicaram diferentes escalas de auto-relato como instrumentos para medir variáveis psicológicas (Minnesota Multiphasic Personality Inventory, Modifiers and Perceived Stress Scale, Brief Symptom Inventory), bem como diferentes variáveis psicológicas (stress, ansiedade, depressão). Estas diferenças podem limitar as comparações entre as investigações. Alguns estudos também tentaram correlacionar os doentes psiquiátricos com a doença periodontal.[8,116-119]

No presente estudo, a presença de stress ou depressão foi avaliada através de um sistema de questionário de autoavaliação que pode estar sujeito a um viés individual relacionado com a compreensão da gravidade da questão colocada e também com a capacidade de responder corretamente de acordo com a escala, podendo também ocorrer o viés de situação, ou seja, a condição de instabilidade do fenómeno clínico avaliado. Além disso, não permite avaliar os aspectos subjectivos e comportamentais dos indivíduos.

A análise dos efeitos do stress (com escalas de auto-relato) sobre a periodontite pode ser abordada de forma inadequada em estudos epidemiológicos, pois é difícil correlacionar factos do presente ou do passado recente com a periodontite, sobretudo devido à idade média do início da doença, à sua evolução clínica e cronicidade.

Este estudo desempenha um papel imperativo no estabelecimento de uma relação definitiva e distinta e de uma ligação entre o stress, os biomarcadores de stress séricos e salivares, juntamente com o determinante da atividade da doença IL-1β em fumadores e não fumadores com periodontite crónica.

CONCLUSÃO

O presente estudo foi realizado para avaliar se o stress, o cortisol sérico e salivar e a IL-1β estão associados e se estão aumentados em fumadores e não fumadores com periodontite crónica

Foi recrutado um total de 75 pacientes e categorizados em 3 grupos, com 25 pacientes em cada. O Grupo I é saudável, o Grupo II é constituído por fumadores com periodontite crónica e o Grupo III é constituído por não fumadores com periodontite crónica. Todos os pacientes foram avaliados clínica e bioquimicamente para serem categorizados nos respectivos grupos. Os parâmetros clínicos avaliados foram PI, GI, PBI, PPD e CAL. Os parâmetros bioquímicos incluídos foram os níveis de cortisol e IL-1β a partir de amostras de soro e saliva Foi utilizado o teste ELISA para analisar os níveis de cortisol e IL-1β no soro e na saliva. Os níveis de stress foram avaliados utilizando o questionário da escala de depressão de autoavaliação de Zung.

Foi observada uma PPD significativamente elevada e um IG e PBI baixos nos fumadores com periodontite crónica, em comparação com os não fumadores com periodontite crónica. Foram observados valores significativamente elevados de cortisol salivar em comparação com o soro em todos os grupos. Entre os doentes com periodontite crónica, os fumadores apresentaram valores de cortisol salivar significativamente mais elevados.

Da análise dos resultados, podem ser retiradas as seguintes observações:

1. Os níveis de cortisol salivar são significativamente mais elevados do que os níveis de cortisol sérico nos fumadores com periodontite crónica, em comparação com os não fumadores com periodontite crónica.

2. Os valores séricos de IL-1β são mais elevados nos fumadores com periodontite crónica em comparação com os não fumadores com periodontite crónica.

3. Os fumadores apresentam níveis de stress elevados em comparação com os não fumadores.

4. O stress está positivamente correlacionado com os níveis de cortisol salivar em fumadores e não fumadores

5. O cortisol salivar está significativamente associado aos parâmetros clínicos periodontais PPD, CAL, PI, GI, PBI.

6. Os níveis salivares de IL1 β estão positivamente correlacionados com os níveis salivares de cortisol.

Este estudo teve as seguintes limitações:

1. O presente estudo é simplesmente um estudo observacional. No entanto, é desejável avaliar os resultados com terapia periodontal interventiva e a longo prazo, o que nos permitirá tirar conclusões definitivas e consistentes.

2. A seleção dos indivíduos foi feita com base em indicadores clínicos, tais como PPD e CAL, que não reflectem necessariamente uma destruição periodontal ativa.

3. A gravidade da periodontite crónica não foi diterenciada em ligeira, moderada ou grave.

4. O avaliador para a avaliação de todos os parâmetros clínicos e a estimativa do cortisol sérico e salivar e da IL-1β foi o mesmo e não houve exames cegos. Por conseguinte, não pode ser excluída a possibilidade de um certo grau de enviesamento do operador.

REFERÊNCIAS

1. **Breivik T, Thrane, PS, Murison R, Gjermo P.** Emotional stress effects on immunity, gingivitis and periodontitis. **Eur J Oral Sci.** 1996 Ago;104(4 (Pt 1)):327-34.

2. **Hans Selye.** Stress sem angústia. **Ciência e arte**, 1982 ed, 1-135.

3. **Cohen S, Kessler RC, Gordon LU.** Measuring Stress: A guide for health and social scientists. **Oxford University Press** 1997;13:67-68.

4. **Johnson BD e Engel D.** Gengivite ulcerativa necrosante aguda. Uma revisão do diagnóstico, etiologia e tratamento. **J Periodontol.** 1986 Mar;57(3):141-50.

5. **Croucher R, Marcenes WS, Torres MC, Hughes F, Sheiham, A.** A relação entre os acontecimentos da vida e a periodontite: Um estudo de caso-controlo. **J Clin Periodontol** 1997 Jan;24(1):39-43.

6. **Marcenes WS e Sheiham A.** The relationship between work stress and oral health status. **Soc Sci Med.** 1992 Dec;35(12):1511-20.

7. **Green LW, Tryon WW, Marks B, Huryn J.** Periodontal disease as a function of life events stress. **J Human Stress.** 1986 primavera;12(1):32-6.

8. **Belting C. e Gupta O.** The influence of psychiatric disturbances on the severity of periodontal disease (A influência dos distúrbios psiquiátricos na gravidade da doença periodontal). **J Periodontol.** 1961;32:219-26.

9. **Webster Marketon JI, Glaser R.** Stress hormones and immune function (Hormonas de stress e função imunitária). **Cell Immunol.** 2008 Mar-Abr;252(1-2):16-26.

10. **Ader R, Cohen N, Felten D.** Psychoneuroimmunology: interactions between the nervous system and the immune system (Psiconeuroimunologia: interacções entre o sistema nervoso e o sistema imunitário). **Lancet.** 1995 Jan 14;345(8942):99-103.

11. **Black PH.** Central nervous system-immune system interactions: psychoneuroendocrinology of stress and its immune consequences. **Antimicrob Agents Chemother.** 1994 Jan; 38(1):1-6.

12. **Glaser R, Kiecolt-Glaser JK.** Disfunção imunitária induzida pelo stress: implicações para a saúde. Nat **Rev Immunol.** 2005 Mar;5(3):243-51.

13. **Warren KR, Postolache TT, Groer ME, Pinjari O, Kelly DL, Reynolds MA.** Papel do stress crónico e da depressão nas doenças periodontais. **Perio 2000.** 2014 Feb;64(1):127-38.

14. **Genco RJ, Ho AW, Grossi SG, Dunford RG, Tedesco LA.** Relationship of stress, distress and inadequate coping behaviors to periodontal disease. **J Periodontol.** 1999 Jul;70(7):711-23.

15. **Aleksejuniene J, Holst D, Eriksen HM, Gjermo P.** Psychosocial stress, lifestyle and periodontal health. **J Clin Periodontol.** 2002 Apr;29(4):326-35.

16. **Genco RJ, Ho AW, Kopman J, Grossi SG, Dunford RG, Tedesco LA.** Modelos para avaliar o papel do stress na doença periodontal. **Ann Periodontol.** 1998 Jul;3(1):288-302.

17. **Groer M, Murphy R, Bunnell W, Salomon K, Van Eepoel J, Rankin B et al.** Salivary measures of stress and immunity in police officers engaged in simulated critical incident scenarios. **J Occup Environ Med.** 2010 Jun;52(6):595-602 .

18. **Kunz-Ebrecht SR, Mohamed-Ali V, Feldman PJ, Kirschbaum C e Steptoe A.** Cortisol responses to mild psychological stress are inversely

associated with proinflammatory cytokines. **Brain Behav Immun.** 2003 Oct;17(5):373-83 .

19. **Papacosta E. e Nassis GP.** Saliva como ferramenta para monitorizar esteróides, péptidos e marcadores imunitários no desporto e na ciência do exercício. **J Sci Med Sport.** 2011 Sep;14(5):424-34.

20. **Gatti R, Antonelli G, Prearo M, Spinella P, Cappellin E. e De Palo EF.** Ensaios de cortisol e procedimentos laboratoriais de diagnóstico em fluidos biológicos humanos. **Clin Biochem.** 2009 Aug;42(12):1205-17 .

21. **Aardal E e Holm AC.** Cortisol in saliva-reference ranges and relation to cortisol in serum **Eur J Clin Chem Clin Biochem.** 1995 Dec;33(12):927-32.

22. **Akerstedt T e Levi L.** Circadian rhythms in the secretion of cortisol, adrenaline and noradrenaline. **Eur J Clin Invest.** 1978 Apr;8(2):57-8.

23. **Alwan AH.** Determinação da Interleucina-1β (IL-1 β) e Interleucina-6 (IL6) no Fluido Crevicular Gengival em Pacientes com Periodontite Crónica. **IOSR-JDMS** 2015;14:81-90.

24. **Stashenko P, Fujiyoshi P, Obernesser MS, Prostak L, Haffajee AD, Socransky SS.** Levels of interleukin 1 beta in tissue from sites of active periodontal disease. **J Clin Periodontol.** 1991 Aug;18(7):548-54.

25. **Lö YJ, Liu CM, Wong MY, Hou LT, Chang WK.** Interleukin 1beta-secreting cells in inflamed gingival tissue of adult periodontitis patients. **Cytokine.** 1999 Aug;11(8):626-33.

26. **Dinarello CA.** Biologia da interleucina-1. **FASEB J** 1988 Feb;2(2):108-15.

27. **Mengel R, Bacher M, Flores-de-Jacoby L.** Interacções entre stress, interleucina-1b, interleucina-6 e cortisol em pacientes com doença periodontal. **J Clin Periodontol.** 2002 Nov;29(11):1012-22.

28. **Cavaillon JM, Fitting C, Haeffner-Cavaillon N**. Recombinant C5a enhances interleukin 1 and tumor necrosis fator release by lipopolysaccharide-stimulated monocytes and macrophages. **Eur J Immunol.** 1990 Feb;20(2):253-7.

29. **Cavaillon JM, Haeffner-Cavaillon N**. Signals involved in interleukin 1 synthesis and release by lipopolysaccharide- stimulated monocytes/macrophages. **Cytokine.** 1990 Sep;2(5):313-29.

30. **Okusawa S, Dinarello CA, Yancey KB, Endres S, Lawley TJ, Frank M. et al.** C5a induction of human interleukin 1. Synergistic effect with endotoxin or interferong. **J Immunol.** 1987 Oct 15;139(8):2635-40.

31. **Richards D e Rutherford RB.** The effects of interleukin 1 on collagenolytic activity and prostaglandin-E secretion by human periodontal-ligament and gingival fibroblast. **Arch Oral Biol.** 1988;33(4):237-43.

32. **Tatakis DN.** Interleukin-1 e metabolismo ósseo: uma revisão. **J Periodontol.** 1993 May;64(5 Suppl):416-31.

33. **Torres de Heens GL, Kikkert R, Aarden LA, van der Velden U, Loos BG.** Effects of smoking on the ex vivo cytokine production in periodontitis. **J Periodontal Res.** 2009 Feb;44(1):28-34.

34. **Tymkiw KD, Thunell DH, Johnson GK, Joly S, Burnell KK, Cavanaugh JE, et al.** Influência do tabagismo nas citocinas do fluido crevicular gengival na periodontite crónica grave. **J Clin Periodontol.** 2011 Mar;38(3):219-28.

35. **Buchmann AF, Laucht M, Schmid B, Wiedemann K, Mann K, Zimmermann US.** Cigarette craving increases after a psychosocial stress test and is related to cortisol stress responses but not to dependence scores in daily smokers. **J Psychopharmacol.** 2010 Feb;24(2):247-55.

36. **Perkins KA, Grobe JE.** Aumento do desejo de fumar durante o stress agudo. **Br J Addict.** 1992 Jul;87(7):1037-40.

37. **Suzuki N, Nakanishi K, Yoneda M, Hirofuj T, HaniokaT.** Relação entre os níveis de biomarcadores de stress salivar e o consumo de cigarros em jovens adultos saudáveis: uma análise exploratória. **Tob Induc Dis.** 2016 Jun;14:20.

38. **Stein EA, Pankiewicz J, Harsch HH, Cho JK, Fuller SA, Hoffmann RG**, **et al.** Nicotine-induced limbic cortisol activation in the human brain: a functional MRI study. **Am J Psychiatry.** 1998 Aug;155(8):1009-15.

39. **Booij SH, Bos EH, Bouwmans ME, van Faassen M, Kema IP, Oldehinkel AJ, et al.** Cortisol and α-amylase secretion patterns between and within depressed and non-depressed individuals. **PloS One.** 2 015 Jul6;10(7):e0131002.

40. **Kunz-Ebrecht SR, Mohamed-Ali V, Feldman PJ, Kirschbaum C, Steptoe A.** Cortisol responses to mild psychological stress are inversely associated with proinflammatory cytokines. **Brain Behav Immun.** 2003 Oct;17(5):373-83.

41. **Buduneli N.** Patogénese e tratamento da periodontite: Efeitos do tabagismo na periodontite crónica e tratamento periodontal. **1.ª ed. Rijeka, Croácia: In Tech;** 2011;81-96.

42. **Moss, ME, Beck JD, Kaplan BH, Offenbacher S, Weintraub JA, Koch GG, et al.** Análise exploratória caso-controlo de factores psicossociais e periodontite em adultos. **J. Periodontol.** 1996 Oct;67(10 Suppl):1060-9.

43. **Johannsen A, Asberg M, Soder P-O, Soder B.** Ansiedade, inflamação gengival e doença periodontal em não fumadores e fumadores - um estudo epidemiológico. **J Clin Periodontol.** 2005 May;32(5):488-91.

44. **Hilgert JB, Hugo FN, Bandeira DR, Bozzetti MC**. Stress, cortisol e periodontite em uma população com 50 anos ou mais. **J Dent Res.** 2006 Apr;85(4):324-8.

45. **Rosania AE, Low KG, McCormick CM, Rosania DA**. Stress, depressão, cortisol e doença periodontal. **J Periodontol.** 2009 Feb;80(2):260-6.

46. **Ansai T, Soh I, Ishisaka A, Yoshida A, Awano S, Hamasaki T et al**. Determinação dos níveis de cortisol e dehidroepiandrosterona na saliva para o rastreio da periodontite em adultos japoneses mais velhos. **Int J Dent.** 2009;2009:280737.

47. **Goyal S, Jajoo S, Nagappa G, Rao G**. Estimativa da relação entre o stress psicológico e o estado periodontal utilizando o nível de cortisol sérico. Um estudo clínico-bioquímico. **Indian J Dent Res.** 2011 Jan-Fev;22(1):6-9.

48. **Rai B, Kaur J, Anand SC, Jacobs R**. Marcadores de stress salivar, stress e periodontite: Um estudo piloto. **J Periodontol.** 2011 Feb;82(2):287-92.

49. **Refulio Z, Rocafuerte M, de la Rosa M, Mendoza G, Chambrone L.** Associação entre stress, níveis de cortisol salivar e periodontite crónica. **J Periodontal Implant Sci.** 2013 Apr;43(2):96-100.

50. **Nayak SU, Nayak DG, Uppoor AS e Pai KK**. Evaluation of cortisol levels in gingival crevicular fluid and saliva in anxious and non-anxious patients with chronic periodontitis (Avaliação dos níveis de cortisol no fluido crevicular gengival e na saliva em pacientes ansiosos e não ansiosos com periodontite crónica). **Dent Res J (Isfahan).** 2013 Jul-Ago;10(4):474-81.

51. **Wong JA , Pickworth WB, Andrew J, Waters AJ , Absi MA, e Leventhal AM** Os níveis de cortisol diminuem após a abstinência aguda do tabaco em fumadores regulares **Hum Psychopharmacol.** 2014 Mar;29(2):152-62.

52. **Jaiswal R, Shenoy N e Thomas B.** Evaluation of association between psychological stress and serum cortisol levels in patients with chronic periodontitis - Estimation of relationship between psychological stress and periodontal status. **J Indian Soc Periodontol.** 2016 Jul-Ago;20(4):381-385.

53. **Rohini G, Kalaivani S, Kumar V, Rajasekar SA, Tuckaram J, Pandey V.** Estimativa e comparação dos níveis de cortisol sérico em doentes periodontais e indivíduos periodontalmente saudáveis: A clinical-biochemical study. **J Pharm Bioallied Sci.** 2015 Aug;7(Suppl 2):S457-60.

54. **Shende AS, Bhatsange AG, Waghmare AS, Shiggaon LB, Mehetre VN, Meshram EP.** Determinar a associação entre o stress e a doença periodontal: Um estudo piloto. **J Int Clin Dent Res Organ.** 2016;8:111-4.

55. **Gorska R, Gregorek H, Kowalski J, Laskus-Perendyk A, Syczewska M, Madalinski K.** Relação entre parâmetros clínicos e perfis de citocinas em tecido gengival inflamado e amostras de soro de pacientes com periodontite crónica. **J Clin Periodontol.** 2003 Dec;30(12):1046-52.

56. **Miller CS, King CP, Langub MC, Kryscio RJ, Thromas MV.** Biomarcadores salivares da doença periodontal existente: um estudo transversal. **J Am Dent Assoc.** 2006 Mar;137(3):322-9.

57. **Tobon-Arroyave SI, Jaramillo-Gonzalez PE, Isaza-Guzman DM.** Correlação entre os níveis salivares de IL-1β e o estado clínico periodontal. **Arch Oral Biol.** 2008 Apr;53(4):346-52.

58. **Vahabi S, Sattari M, Taheraslani M, Bagheban AA.** Correlação entre Interleucina-1β, Interleucina-6 e Fator de Necrose Tumoral-α e parâmetros clínicos na doença periodontal crónica e agressiva. **J Periodontol Implant Dent.** 2011;3(2):51-56.

59. **Williamson S, Munro C, Pickler R, Grap MJ e Elswick RK**. Comparação de biomarcadores no sangue e na saliva em adultos saudáveis. **Nurs Res Pract.**2012;2012:1-4.

60. **Toker H, Akpınar A, Aydın H, Poyraz O.** Influência do tabagismo no nível de interleucina-1beta, estado oxidante e estado antioxidante no fluido crevicular gengival de pacientes com periodontite crónica antes e depois do tratamento periodontal. **J Periodontal Res.** 2012 Oct;47(5):572-7.

61. **Ghurabi BH.** Impacto do tabagismo na produção de IL-1β, IL-8, IL-10, IL-17 e TNF-α em pacientes com periodontite crónica. **J Asian Sci Res.** 2013;3:462-70.

62. **Mousavijazi M, Naderan A, Ebrahimpoor M, Sadeghipoor M.** Association between psychological stress and stimulation of inflammatory responses in periodontal disease. **J. Dent (Teerão).** 2013 Jan;10(1):103-11.

63. **Gaphor SM, Ali SH, Abdullah MJ** Avaliação do nível salivar de Interleucina-1beta (IL-1β) em relação ao estado periodontal em indivíduos fumadores e não fumadores. **J Interdiscipl Med Dent Sci.** 2014; 2:120.

64. **Hashim R, Thomson WM, Pack ARC.** Smoking in adolescence as a predictor of early loss of periodontal attachment. **Community Dent Oral Epidemiol.** 2001 Apr;29(2):130-5.

65. **Kaushik R, Yeltiwar RK, Pushpanshu K.** Salivary interleukin-1b levels in patients with chronic periodontitis before and after periodontal phase I therapy and healthy controls: Um estudo caso-controlo. **J Periodontol.** 2011 Sep;82(9):1353-9.

66. **Hussain A A, Ali BG.** Avaliação dos níveis de Interleucina 1β no fluido crevicular gengival e no soro de pacientes com gengivite e periodontite crónica. **IOSR Journal of Dental and Medical Sciences.** 2014;13(11):70-75.

67. **Haffajee AD, Socransky SS**. Relação entre o consumo de cigarros e os perfis do nível de ligação. **J Clin Periodontol.** 2001 Abr;28(4):283-95.

68. **Persson L, Bergstrom J, Ito H, Gustafsson A**. Tabagismo e atividade dos neutrófilos em pacientes com doença periodontal. **J Periodontol.** 2001 Jan;72(1):90-5.

69. **Kamma JJ, Giannopoulou C, Vasdekis VGS, Mombelli A.** Cytokine profile in gingival crevicular fluid of aggressive periodontitis: influence of smoking and stress. **J Clin Periodontol.** 2004 Oct;31(10):894-902.

70. **Badrick E, Kirschbaum C e Kumari M.** The relationship between smoking status and cortisol secretion. **J Clin Endocrinol Metab.** 2007 Mar;92(3):819-24.

71. **Gautam DK, Jindal V, Gupta SC, Tuli A, Kotwal B, Thakur T**. Effect of cigarette smoking on periodontal health status: Comparative cross -sectional study. **J Indian Soc Periodontol.** 2011 Oct;15(4):383-7.

72. **Kolte AP, Kolte RA, Lathiya VN**. Associação entre ansiedade, obesidade e doença periodontal em fumadores e não fumadores: A cross-sectional study. **J Dent Res Dent Clin Dent Prospects.** 2016 Autumn; 10(4): 234-240.

73. **Palmer RM, Wilson RF, Hasan AS, Scott DA.** Mecanismos de ação dos factores ambientais - tabagismo. **J Clin Periodontol.** 2005; 32 Suppl 6:180-95.

74. Departamento de Saúde e Serviços Humanos dos EUA. How Tobacco Smoke Causes Disease (Como o fumo do tabaco causa doenças): The Biology and Behavioral Basis for Smoking-Attributable Disease: A Report of the Surgeon General. Atlanta, GA: U.S. Department of Health and Human Services, Centers for Disease Control and Prevention, National Center for Chronic

Disease Prevention and Health Promotion, Office on Smoking and Health, 2010.chapter 3,27-102.

75. **Benowitz NL**. Cigarette smoking and cardiovascular disease: pathophysiology and implications for treatment. **Prog in Cardiovasc Dis.** 2003 Jul-Ago;46(1):91-111.

76. **Jansson LE, Hagstrom KE**. Relação entre a adesão e o resultado do tratamento periodontal em fumadores. **J Periodontol.** 2002 Jun;73(6):602-7.

77. **Grossi SG, Zambon J, Machtei EE, Schifferle R, Andreana S, Genco RJ etal.** Effects of smoking and smoking cessation on healing after mechanical periodontal therapy. **J Am Dent Assoc.** 1997 maio;128(5):599-607.

78. **Ah MK, Johnson GK, Kaldahl WB, Patil KD, Kalkwarf KL**. The effect of smoking on the response to periodontal therapy. **J Clin Periodontol.** 1994 Feb;21(2):91-7.

79. **Trauth. JA, Seidler FJ, Ali SF, Slotkin TA**. Adolescent nicotine exposure produces immediate and long-term changes in CNS noradrenergic and dopaminergic function. **Brain Res.** 2001 Feb 23;892(2):269-80.

80. **Clark NG, Hirsch RS**. Factores de risco personalizados para a periodontite generalizada. **J Clin Periodontol** 1995 Feb;22(2):136-45.

81. **Bergstrom J, Floderus-Myrhed B**. Co-twin study of the relationship between smoking and some periodontal disease factors. **Community Dent Oral Epidemiol.** 1983 Apr;11(2):113-6.

82. **Arai K, Lee F, Miyajima A, Miyataka S, Arqi N, Yokota T**. Cytokines: coordinators of immune and inflammatory responses. **Annu Rev Biochem** 1990;59:783-836.

83. **Graves DT, Cochran D.** A contribuição da interleucina-1 e do fator de necrose tumoral para a destruição dos tecidos periodontais. **J Periodontol** 2003 Mar;74(3):391-401.

84. **Stashenko P, Fujiyoshi P, Obernesser MS, ProstakL, Haffajee AD, Socransky SS.** Levels of interleukin 1 beta in tissue from sites of active periodontal disease. **J Clin Periodontol.** 1991 Aug;18(7):548-54.

85. **Bloemen V, Schoenmaker T, de Vries TJ, Everts V.** A IL-1beta favorece a osteoclastogénese através do apoio aos fibroblastos do ligamento periodontal humano. **J Cell Biochem.** 2011 Jul;112(7):1890-7.

86. **Haffajee AD, Socransky SS, Goodson JM.** Parâmetros clínicos como preditores da atividade da doença periodontal destrutiva. **J Clin Periodontol.**1983 maio;10(3):257-65.

87. **Stathopoulou PG, Buduneli N, Kinane DF.** Biomarcadores sistémicos para a periodontite. **Curr. Oral Health Rep** 2015;2(4):218-26.

88. **Kaufman E, Lamster IB.** Análise da saliva para o diagnóstico periodontal - uma revisão. **J Clin Periodontol.** 2000 Jul;27(7):453-65.

89. **Feldman RS, Bravacos JS, Rose CL.** Associação entre fumar diferentes produtos do tabaco e índices de doença periodontal. **J Periodontol.** 1983 Aug;54(8):481-7.

90. **Cuff MJ, McQuade MJ, Scheidt MJ, Sutherland DE, Van Dyke TE.** The presence of nicotine on root surfaces of periodontally diseased teeth in smokers. **J Periodontol.** 1989 Oct;60(10):564-9.

91. **Tanur E, McQuade MJ, McPherson JC, AlHashimi IH, Rivera Hidalgo F.** Effects of nicotine on the strength of attachment of gingival fibroblasts to glass and nondiseased human root surfaces (Efeitos da nicotina na força de

fixação dos fibroblastos gengivais às superfícies de vidro e de raízes humanas não doentes). **J Periodontol.** 2000 May;71(5):717-22.

92. **Austin GW, Cuenin MF, Hokett SD, Peacock ME, Sutherland DE, Erbland JF, et al.** Effect of nicotine on fibroblast beta 1 integrin expression and distribution in vitro. **J Periodontol.** 2001 Apr;72(4):438-44.

93. **Tipton DA, Dabbous MK.** Effects of nicotine on proliferation and extracellular matrix production of human gingival fibroblasts in vitro. **J Periodontol.** 1995 Dec;66(12):1056-64.

94. **Palmer RM.** Tabagismo e saúde oral: Review. **Br Dent J.** 1988;164:258-60.

95. **Grossi SG, Zambon JJ, Ho AW, Koch G, Dunford RG, Machtei EE, et al.** Avaliação do risco de doença periodontal. I. Indicadores de risco para perda de inserção. **J Periodontol.** 1994 Mar;65(3):260-7.

96. **Bergstrom J.** Cigarette smoking as risk fator in chronic periodontal disease. **Community Dent Oral Epidemiol.** 1989 Oct;17(5):245-7.

97. **Calsina G, Ramón JM, Echeverría JJ.** Efeitos do tabagismo nos tecidos periodontais. **J Clin Periodontol.** 2002 Aug;29(8):771-6.

98. **Scabbia A, Cho KS, Sigurdsson TJ, Kim CK, Trombelli L.** O consumo de cigarros afecta negativamente a resposta de cicatrização após cirurgia de desbridamento de retalho. **J Periodontol.** 2001 Jan;72(1):43-9.

99. **Handa K, Kono S, Ishii H, Shinchi K, Imanishi K, Arakawa K.** Relationship of alcohol consumption and smoking to plasma cortisol and blood pressure. **J Hum Hypertens.** 1994 Dec;8(12):891-4.

100. **al'Absi M, Wittmers LE, Erickson J, Hatsukami D, Crouse B.** Attenuated adrenocortical and blood pressure responses to psychological stress in ad libitum and abstinent smokers. **Pharmacol Biochem Behav.** 2003 Jan;74(2):401-10.

101. **Baron JA, Comi RJ, Cryns V, Brinck-Johnsen T, Mercer NG.** The effect of cigarette smoking on adrenal cortical hormones. **J Pharmacol Exp Ther.** 1995 Jan;272(1):151-5.

102. **Gossain VV, Sherma NK, Srivastava L, Michelakis AM, Rovner DR.** Hormonal effects of smoking-II: Effects on plasma cortisol, growth hormone, and prolactin. **Am J Med Sci.** 1986 May;291(5):325-7.

103. **Kirschbaum C, Scherer G, Strasburger CJ.** Pituitary and adrenal hormone responses to pharmacological, physical, and psychological stimulation in habitual smokers and nonsmokers. **Clin Investig.** 1994 Oct;72(10):804-10.

104. **Tsuda A, Steptoe A, West R, Fieldman G, Kirschbaum C.** Cigarette smoking and psychophysiological stress responsiveness: effects of recent smoking and temporary abstinence. **Psychopharmacology (Berl).** 1996 Aug;126(3):226-33.

105. **Axelsson P.** Factores modificadores externos envolvidos nas doenças periodontais. Diagnosis and risk prediction of periodontal diseases. Karlstad: **Quintessesnce Publishing Co, Inc 2005.**

106. **Bostrom L, Linder LE, Bergstrom J.** Smoking and GCF levels of IL-1b and IL- 1ra in periodontal disease. **J Clin Periodontol.** 2000 Apr;27(4):250-5.

107. **Payne JB, Johnson GK, Reinhardt RA, Dyer JK, Maze CA, Dunning DG.** Efeitos da nicotina na libertação de PGE2 e IL-1 beta por monócitos humanos tratados com LPS. **J Periodontal Res.** 1996 Feb;31(2):99-104.

108. **Bernzweig E, Payne JB, Reinhardt RA, Dyer JK, Patil KD.** Nicotine and smokeless tobacco effects on gingival and peripheral blood mononuclear cells (Efeitos da nicotina e do tabaco sem fumo nas células mononucleares

gengivais e do sangue periférico). **J Clin Periodontol.** 1998 Mar;25(3):246-52.

109.**Gümüş P, Nizam N, Nalbantsoy A, Özçaka Ö, Buduneli N.** Saliva e níveis séricos de pentraxina-3 e interleucina-1β na periodontite agressiva ou crónica generalizada. **J Periodontol.** 2014 Mar;85(3):e40-6.

110.**Keles G, Acikgoz G, Ayas B, Sakallioglu E, Firatli E.** Determinação de defeitos periodontais induzidos sistémica e localmente em ratos. **Indian J Med Res.** 2005 Mar;121(3):176-84.

111.**Elkhouli A. A** eficácia da terapia de modulação da resposta do hospedeiro (ómega 3 mais aspirina em dose baixa) como tratamento adjuvante da periodontite crónica (estudo clínico e bioquímico). **J Periodontal Res.** 2011 Apr;46(2):261-8.

112.**Monteiro da Silva AM, Newman HN, Oakley DA e O'Leary R.** Factores psicossociais, níveis de placa bacteriana e tabagismo em pacientes com periodontite. **J Clin Periodontol.** 1998 Jun;25(6):517-23.

113.**Vettore MV, Leao AT, Monteiro da Silva AM, Quintanilha RS, Lamarca GA** A relação do stress e da ansiedade com a periodontite crónica. **J Clin Periodontol.** 2003 May;30(5):394-402.

114.**Mudrika S, Muthukumar S, Suresh R.** Relationship between salivary levels of cortisol and dehydroepiandrosterone levels in saliva and chronic periodontitis. **J Int Clin Dent Res Organ.** 2014;6:92-7.

115.**Deinzer R, Forster P, Fuck L, Herforth A, Stiller-Winkler R, Idel H.** Aumento da interleucina 1b crevicular sob stress académico em locais de gengivite experimental e em locais de higiene oral perfeita. **J Clin Periodontol.**1999 Jan;26(1):1-8.

116. **Davis CH e Jenkins D**. Mental stress and oral diseases. **J Dent Res.** 1962 Sep;41(5):1045-49.

117. **Monteiro da Silva AM, Oakley DA, Newman HN, Nohl FS, Lloyd HM.** Factores psicossociais e periodontite rapidamente progressiva no adulto. **J Clin Periodontol.** 1996 Aug;23(8):789-94.

118. **Baker EG, Crook GH, Schwabacher ED.** Personality correlates of periodontal disease (Correlatos de personalidade da doença periodontal). **J Dent Res.** 1961 maio;40(3):396-3.

119. **Solis ACO, Lotufo RFM, Pannuti CM, Brunheiro EC, Marques AH, Lotufo-Neto F.** Associação da doença periodontal a sintomas de ansiedade e depressão e a factores de stress psicossocial. **J Clin Periodontol.** 2004 Aug;31(8):633-8.

QUADROS

Tabela 1: Estatística descritiva dos parâmetros periodontais dos pacientes dos três grupos de estudo

Parâmetros	Grupos			Valor P*
	I	II	III	
PPD [M ± DP]	1.37 ± 0.33	8.03 ± 1.29	5.44 ± 0.51	< 0,0001 (HS)
CAL [M ± DP]	0.00 ± 0.00	8.93 ± 1.17	7.07 ± 0.47	< 0,0001 (HS)
PI [M ± DP]	0.64 ± 0.32	2.56 ± 0.39	1.82 ± 0.47	< 0,0001 (HS)
IG [M ± DP]	0.39 ± 0.21	1.71 ± 0.60	2.14 ± 0.61	< 0,0001 (HS)
PBI [M ± DP]	0.04 ± 0.04	1.39 ± 0.76	2.24 ± 0.69	< 0,0001 (HS)

Calculado utilizando ANOVA de uma via; HS: Altamente significativo

Tabela 1A: Comparação dos parâmetros periodontais em pacientes do grupo II e do grupo III

Parâmetros	Grupos		Valor P*
	II	III	
PPD	8.03 ± 1.29	5.44 ± 0.51	< 0,0001 (HS)
CAL	8.93 ± 1.17	7.07 ± 0.47	< 0,0001 (HS)
PI	2.56 ± 0.39	1.82 ± 0.47	< 0,0001 (HS)
IG	1.71 ± 0.60	2.14 ± 0.61	0.0142 (S)
PBI	1.39 ± 0.76	2.24 ± 0.69	0.0001 (S)

Calculado utilizando o teste t para amostras independentes; HS: Altamente Significativo, S: Significativo, NS: Não Significativo

Tabela 2: Estatística descritiva dos níveis de cortisol no soro e na saliva dos pacientes dos três grupos de estudo

Cortisol (pg/ml)	Grupos			Valor P*
	I	II	III	
Soro [M ± DP]	13.68 ± 6.20	17.59 ± 8.53	15.38 ± 8.90	0,228 (NS)
Saliva [M ± DP]	19.45 ± 4.03	563.40 ± 236.19	417.16 ± 99.67	< 0,0001 (HS)
Valor de p**	< 0,0001 (HS)	< 0,0001 (HS)	< 0,0001 (HS)	

*Calculado utilizando ANOVA de uma via; **Calculado utilizando o teste t emparelhado; NS: Não significativo, HS: Altamente significativo*

Quadro 2A: Comparação emparelhada dos níveis de cortisol na saliva dos doentes dos três grupos de estudo

Cortisol		Valor P*
Saliva	Grupo I - Grupo II	< 0,0001 (HS)
	Grupo I - Grupo III	< 0,0001 (HS)

| | Grupo III - Grupo II | 0.0023 (S) |

**Calculado utilizando o teste HSD de Tukey; S: Significativo, HS: Altamente significativo

Tabela 3: Estatística descritiva dos níveis de IL-1β no soro e na saliva dos doentes dos três grupos de estudo

IL-1β (pg/ml)	Grupos			Valor P*
	I	II	III	
Soro [M ± DP]	11.44 ± 3.11	24.51 ± 26.93	19.39 ± 6.18	0.0187 (S)
Saliva [M ± DP]	160.61 ± 62.23	278.95 ± 81.40	251.35 ± 81.19	< 0,0001 (HS)
Valor de p**	< 0,0001 (HS)	< 0,0001 (HS)	< 0,0001 (HS)	

*Calculado com ANOVA de uma via; **Calculado com teste t emparelhado; S: Significativo; HS: Altamente significativo

Tabela 3A: Comparação emparelhada dos níveis de IL-1β em pacientes de três grupos de estudo

IL-1β		Valor P*
Soro	Grupo I - Grupo II	0.0144 (S)
	Grupo I - Grupo III	0,1932 (NS)
	Grupo II - Grupo III	0,5008 (NS)
Saliva	Grupo I - Grupo II	< 0,0001 (HS)
	Grupo I - Grupo III	0.0002 (S)
	Grupo II - Grupo III	0,4039 (NS)

Calculado utilizando o teste Tukey HSD; S: Significativo, HS: Altamente significativo, NS: Não significativo

Tabela 4: Estatísticas descritivas dos resultados da SDS nos doentes dos três grupos de estudo

Pontuação SDS	Grupo			Valor P*
	I	II	III	
Média	41.04	56.8	45.36	< 0,0001 (HS)
SD	4.81	9.47	9.1	
Mediana	42	60	47	

*Utilizando o teste de Kruskal-Wallis; HS: Altamente Significativo

Tabela 4A: Comparação emparelhada das pontuações SDS nos doentes dos três grupos de estudo

Grupos	Valor P*
I - II	< 0,0001 (HS)
II - III	0.0002 (S)
I - III	0.0261 (S)

*Calculado através do teste de soma de postos de Wilcoxon; S: Significativo, HS: Altamente Significativo

Tabela 5: Correlação das pontuações SDS com os níveis de cortisol em cada grupo

Concentração de cortisol	Níveis	Coeficientes de correlação*	Valor P
Grupo I			
	Soro	0.4870	0.0136 (S)
	Saliva	0.3769	0,0633 (NS)
Grupo II			
	Soro	0.1528	0,4659 (NS)
	Saliva	0.4471	0.0250 (S)
Grupo III			
	Soro	0.2043	0,3274 (NS)
	Saliva	0.5450	0.0048 (S)

*Calculado através da Correlação de Spearman; NS: Não significativo

Tabela 6: Correlação de diferentes parâmetros periodontais com cortisol sérico e salivar

Parâmetros periodontais	Cortisol sérico		Cortisol na saliva	
	Correlação	Valor P*	Correlação	Valor P*
PPD	0.1334	0,2539 (NS)	0.8031	< 0,0001 (HS)
CAL	0.1679	0,1499 (NS)	0.8197	< 0,0001 (HS)
PI	0.0165	0,8883 (NS)	0.7542	< 0,0001 (HS)
IG	0.1104	0,3458 (NS)	0.6189	< 0,0001 (HS)
PBI	0.1384	0,2365 (NS)	0.5928	< 0,0001 (HS)

*Obtido utilizando a correlação de postos de Spearman; S: Significativo; NS: Não significativo

Tabela 7. Correlação dos valores de cortisol e IL-1β no soro e na saliva

		Cortisol sérico	Cortisol na saliva
		Correlação (valor P)	Correlação (valor P)
IL-1β	Soro	-0.0343 (0.7702)	-0.0811 (0.4893)
	Saliva	0.0395 (0.7365)	0.4476 (< 0.0001)

*Obtido utilizando a correlação de postos de Spearman

Gráfico 1: Gráfico de colunas com os níveis médios de cortisol no soro e na saliva dos três grupos

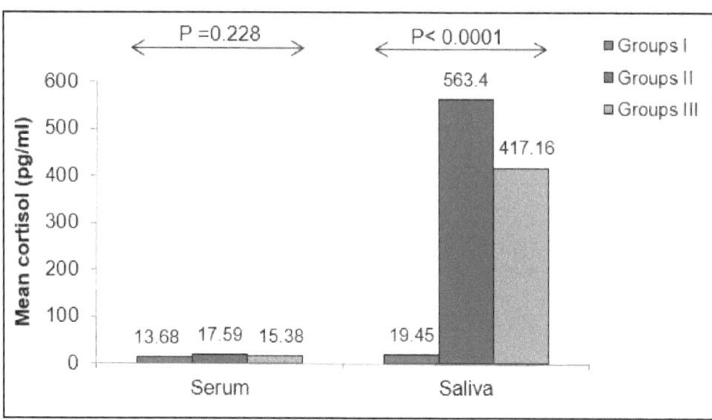

Gráfico 2: Gráfico de colunas que mostra os níveis médios de cortisol no soro e na saliva em cada grupo

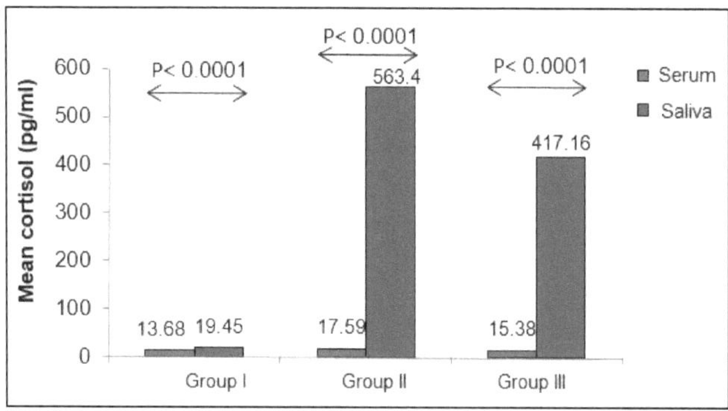

Gráfico 3: Gráfico de colunas que mostra os níveis médios de IL-1β nos três grupos no soro e na saliva

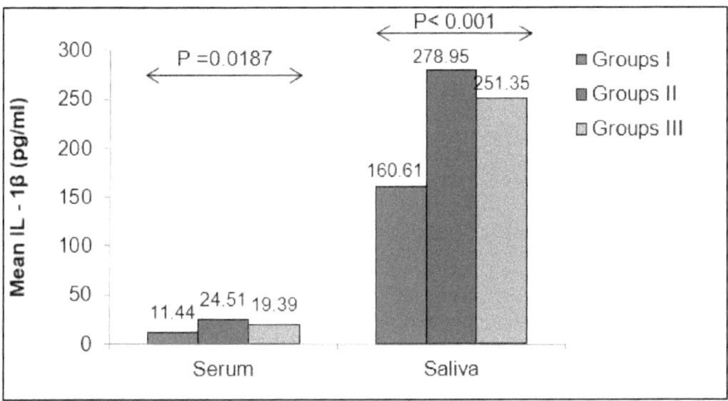

Gráfico 4: Gráfico de colunas que mostra os níveis médios de IL-1β no soro e na saliva dos três grupos

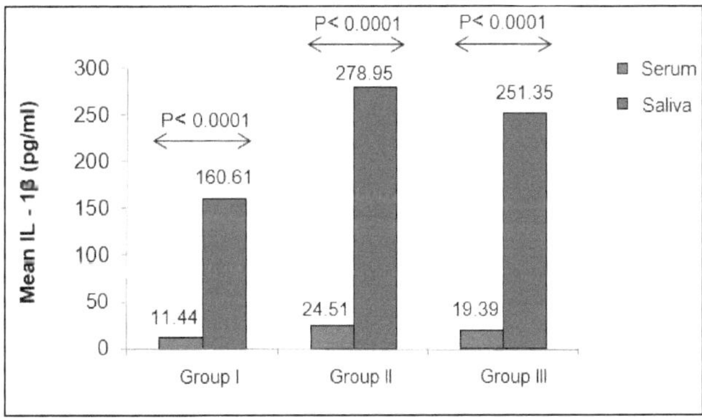

Gráfico 5: Gráfico de colunas que mostra as pontuações médias de SDS para os três grupos

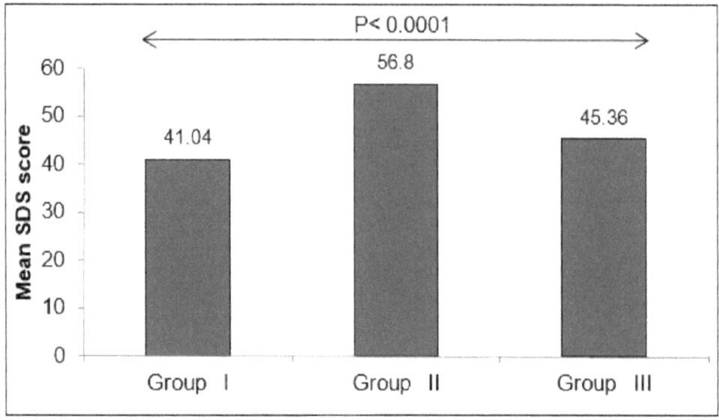

Gráfico 6: Gráfico de dispersão que mostra a relação entre as pontuações SDS e o cortisol sérico no Grupo I

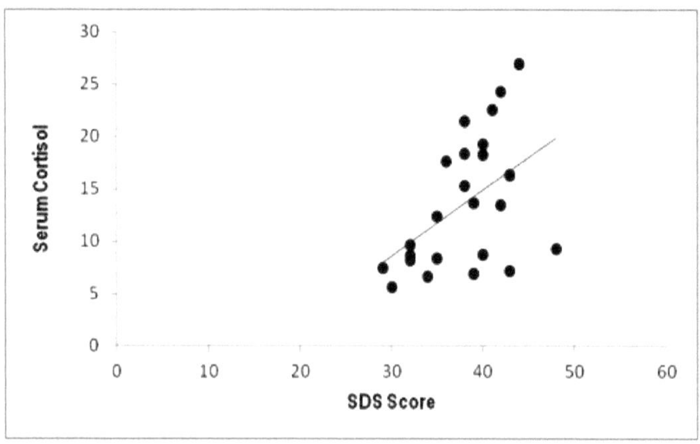

Gráfico 7: Gráfico de dispersão que mostra a relação entre as pontuações SDS e o cortisol da saliva no Grupo I

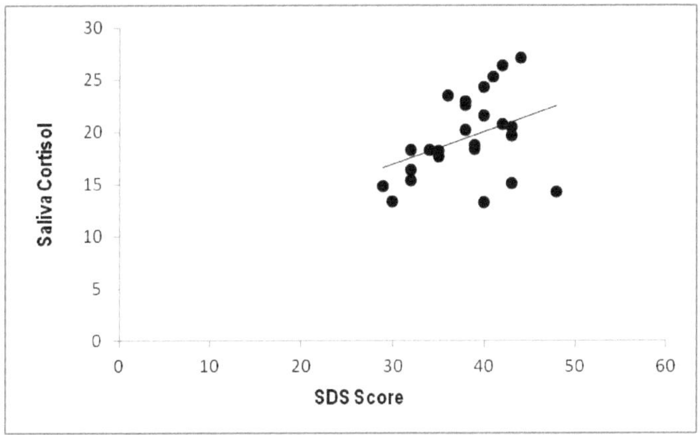

Gráfico 8: Gráfico de dispersão que mostra a relação entre as pontuações SDS e o cortisol sérico no Grupo II

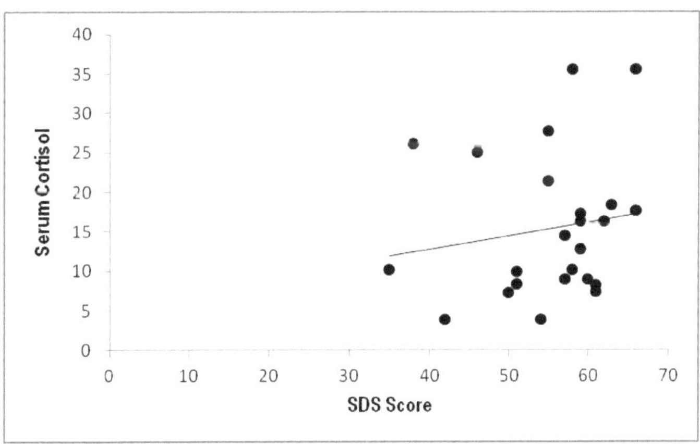

Gráfico 9: Gráfico de dispersão que mostra a relação entre as pontuações SDS e o cortisol da saliva no Grupo II

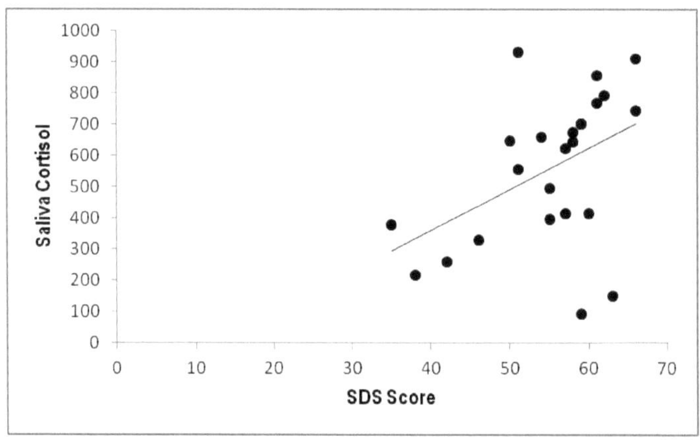

Gráfico 10: Gráfico de dispersão que mostra a relação entre as pontuações SDS e o cortisol sérico no Grupo III

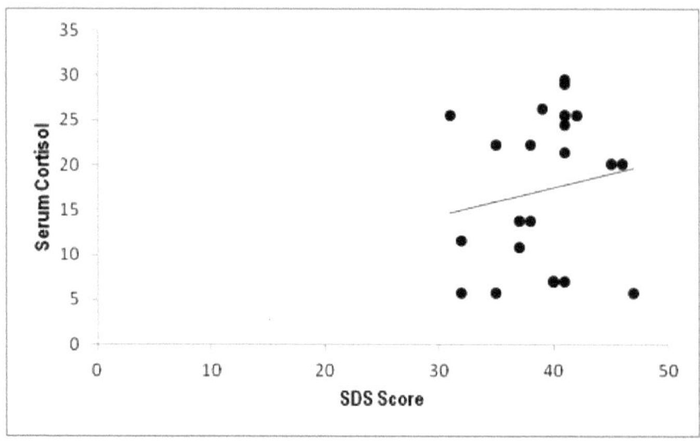

Gráfico 11: Gráfico de dispersão que mostra a relação entre as pontuações SDS e o
cortisol da saliva no Grupo III

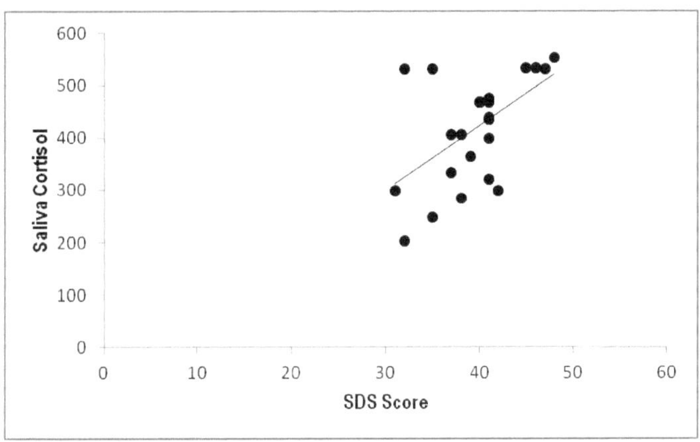
600
500
400
300
200
100
0
Saliva Cortisol
0   10   20   30   40   50   60
SDS Score

Gráfico 12: Gráfico de dispersão do cortisol sérico e PPD

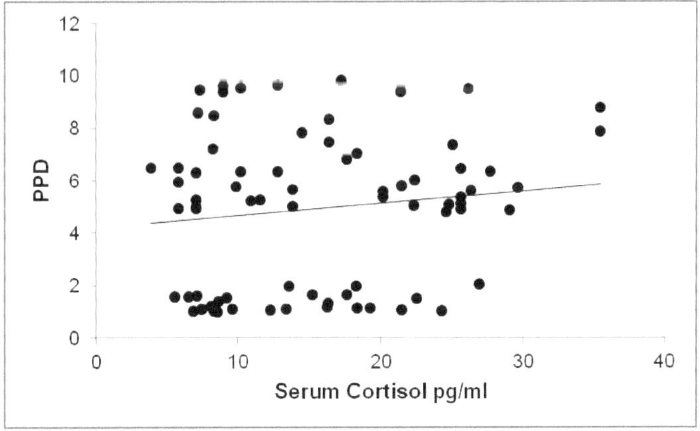
12
10
8
6
4
2
0
PPD
0   10   20   30   40
Serum Cortisol pg/ml

Gráfico 13: Gráfico de dispersão do cortisol sérico e da CAL

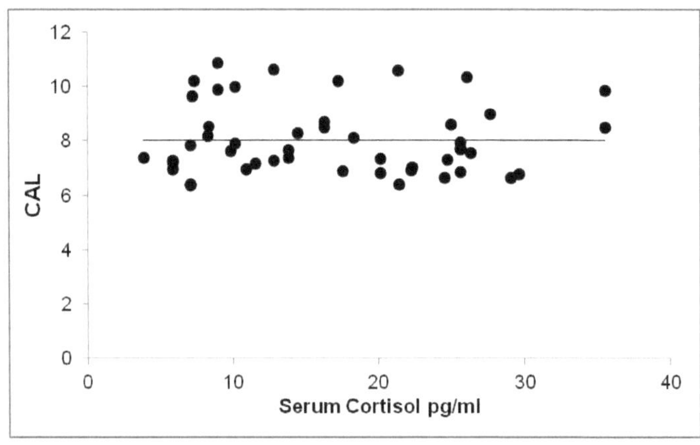

Gráfico 14: Gráfico de dispersão do cortisol sérico e da PI

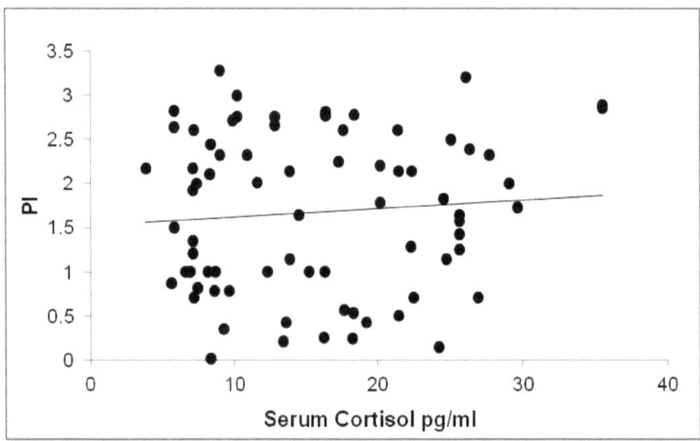

Gráfico 15: Gráfico de dispersão do cortisol sérico e do IG

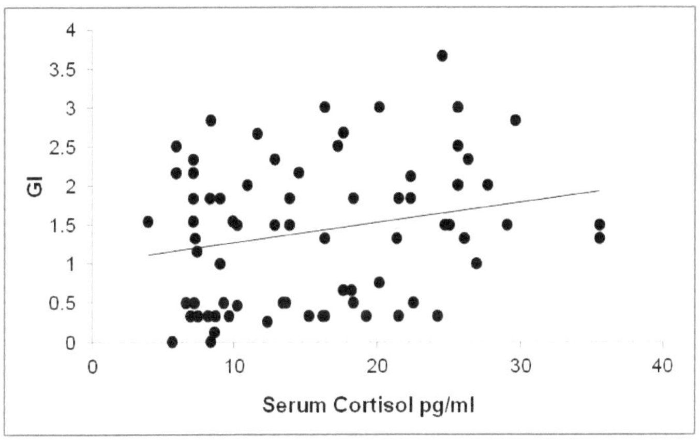
GI
Serum Cortisol pg/ml

Gráfico 16: Gráfico de dispersão do cortisol sérico e do PBI

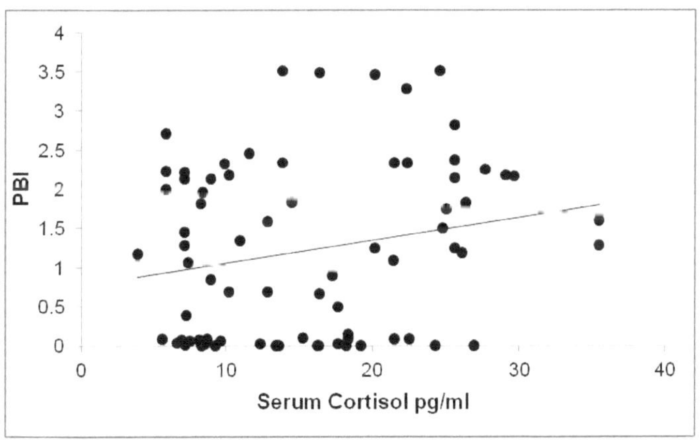
PBI
Serum Cortisol pg/ml

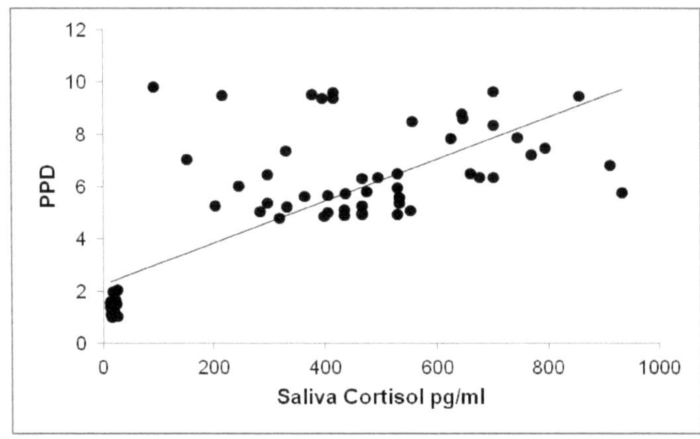
PPD
Saliva Cortisol pg/ml

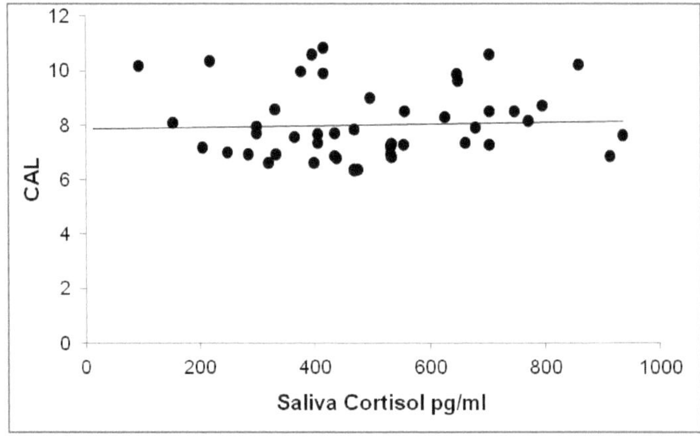
CAL
Saliva Cortisol pg/ml

Gráfico 19: Gráfico de dispersão do cortisol da saliva e da PI

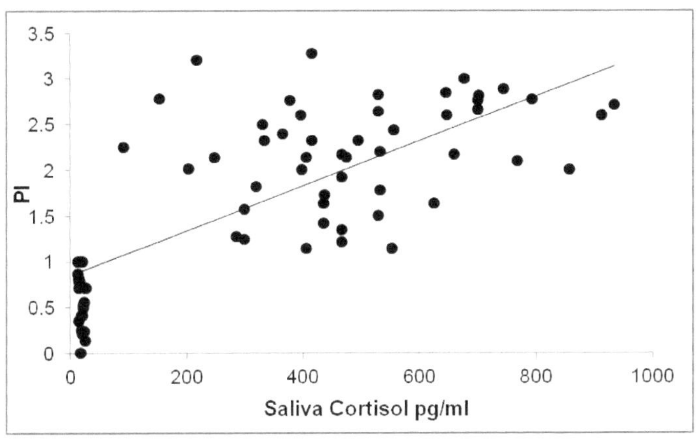

Gráfico 20: Gráfico de dispersão do cortisol da saliva e do IG

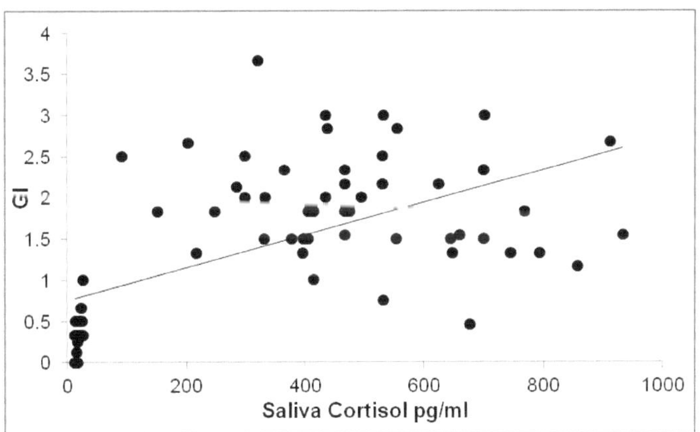

Gráfico 21: Gráfico de dispersão do cortisol da saliva e do PBI

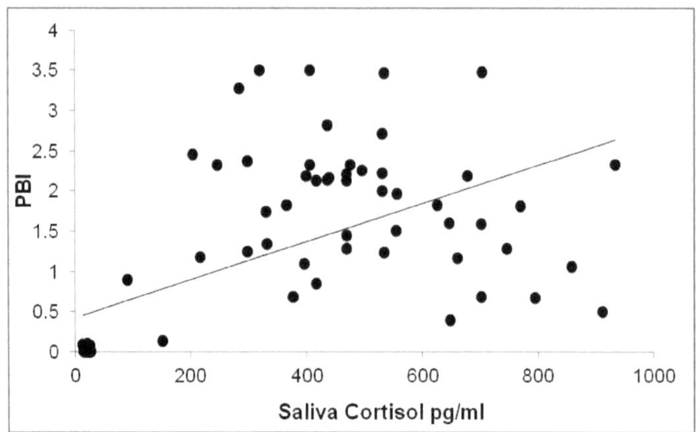

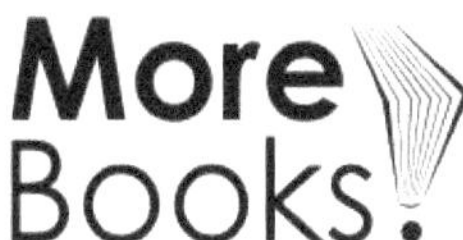

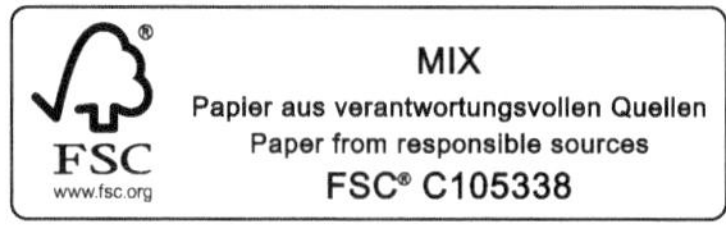

Printed by Books on Demand GmbH, Norderstedt / Germany